山口仲美

大学教授がガンになってわかったこと

幻冬舎新書
343

大学教授がガンになってわかったこと／目次

プロローグ　8

I　大腸ガンの時　13

ガンかと思ったら、何をすべきか？　14
病院選びは、いつからするか？　18
私的病院情報の集め方　24
どっちの病院がいいか迷った時　28
病院選びはなぜ大切か？　36
ダメな病院だったら、どうするか？　43
選んだ病院でホントによかったか？　49
なかなか入院できない時　61
個室にするか、大部屋にするか？　66
大腸ポリープの内視鏡手術　76
病理検査の結果を聞く　80
セカンドオピニオンがほしい時　83
術式と手術のリスクの説明を受ける　88
執刀医の実力を知る方法　91

腹腔鏡下手術とその後の不養生 94

II 膵臓ガンの時 99

膵腫瘍はなぜ見つかったか？ 100
手術をするか、しないか？ 106
手術の実力は？ 115
術式と手術のリスクを説明してもらう 119
膵腫瘍の手術 124
医者の言葉で落ち込まない方法 128
術後の回復を早めるには？ 136
職場にSOS発信をする 140
抗ガン剤治療の実際 145
抗ガン剤はどのくらい続けるべきか？ 156
主治医と合わない場合は、どうするか？ 163
主治医の紹介を頼む時 180
術後の主治医はこんな医師がいい 185

III 比較・共通のこと 193

経験豊かな麻酔科医か？ 194
治療を受けたい医療チーム 200
頼りになる看護師とは？ 210
いじわる看護師対処法 216
患者同士のコミュニケーション 223
ガンについての知識を身につける 232
体にいいことをする 238
覚悟を決めて明るく生きる 243

エピローグ 247

注釈 251

本文挿画　岡田知子

プロローグ

二人に一人は、ガン患者。三人に一人はガンで死ぬ。これは、もはや現代の常識です。にもかかわらず、なんとなく自分は大丈夫と思っている。私も、ガンなんて他人事《ひとごと》だと思って過ごしていたのです。

ところが、二〇〇九年の夏、私は、大腸《だいちょう》ガン（S状結腸ガン）で、ガン患者デビューを果たしてしまいました。早期発見だったので、手術はしたし、もう大丈夫と思っていた矢先、二〇一三年には膵臓《すいぞう》ガンで再デビュー。膵臓の切除摘出手術を受ける羽目になりました。

あ〜あ、死期は近いのう。膵臓ガンは、ガンの中でも極めて悪性度が高い。手術でガンを切除できる人は患者の二〇%。手術できても、五年生存できる人は、そのなかのさらに二〇%。[*1] ということは、一〇〇人いたら、五年以上生きられる人はたったの四人ではないか！

　まいったなあ。いつも多数派に入ってしまう私は、五年生存もおぼつかない。としたら、残り少ない貴重な時間を人間様にご恩返しをすることに費やして、あの世に逝くかと殊勝な心を起こして書いたのが、この本です。

　自分の愚かなガン患者体験を包み隠さずに書き記せば、読者は「そんなことをしてはいかんな」と思ってくださるわけで、読者は「賢いガン患者になる」術《すべ》を手にできる。そういう本を残すことが、私にできる唯一のことだと思い定めて書きました。

　考えてみると、こういう患者発信の本が、現代ほど必要な時代はありません。なぜなら、現代の医療は、以前の「先生にお任せ」といった医者中心の医療ではなく、患者が自分で治療法などを選択しなくてはならない変革期だからです。患者の自己決定権を大切にする医療へと変化してきているからです。でも、私たち日本人は、長い間「お任せ」医療の中にいましたから、「自分で決めなさい」と言われても、おたおたするばかり。

　市場に出回っている医者の側から発信されたガン関係の本の多くは、病状や治療法であり、知識の吸収にはすこぶる有益。でも、患者は実はそれらとは次元の違う実際的なことで悩んでいるんですね。病院はどうやって決めたらいいのか？　手術ってしなくっちゃいけない？　手術するとしても、執刀医の腕は信じられる？　看護師の態度に傷ついちゃうけど、仕方ないの？　手術入院の時の病室は個室にしたほうがいいのか？　患者は、こういう現実的な問題で困惑しているのです。

ですから、一足先に患者になった人間が、自分の経験した失敗例やうまくいった例を書き記して本にすれば、ガンの宣告を受けてとまどっている人やガンになったらどうしようと思っている人の手引きになります。

また、患者サイドから書かれた本は、医者から見ても、結構参考になる。今どきの患者が何を考え、どう行動しているかが分かり、患者の指導法や対処法に生かせるからです。

こんな必要性を考えて、私は力を振り絞って、自分の患者体験をベースに、「賢いガン患者になる」ためにはどうすればいいのかというテーマで、この本をまとめました。

この本は、大腸ガンを患った時の問題、膵臓ガンを経験した時の問題、両者に共通する問題、の順で配列してあります。項目ごとにまとまっているので、どこからでも読めますが、できるだけ、最初から読んでいただくと、経過が辿《たど》れて面白いと思います。最後のエピローグも必ず目を通してくださいね、この本の意図がさらに顕著になりますから。

さあて、あなたなら、次のような問題が起こったら、どうなさいますか？

・自分が行こうと決めた病院でようやく検査予約がとれた直後、別の病院の著名な医者があなたの検査をしてくれると言ってきた時。
・医者にいきなり手術の日程を告げられた時。
・主治医が、手術の達人だけれども患者との話し合いがうまくできない人だった時。
・抗ガン剤をやめたいと思った時。

こうした種々の問題に対して、私はこの本に記したような決断をしました。それらは、あなたが迷った時のヒントになること、請け合いです。「私なら、こうするのに、著者はバカね」なんていうことも、たくさんあるはずです。どうぞ批評しつつ、本書を楽しんでください。

本屋に行くと、食事療法でガンが消えたとか代替医療でガンが治ったとかいう本があふれています。あるいはネットにも「これで、ガンが治った」情報が満載です。でも、悪性のガンは、もっと手ごわい相手です。本気出してガンをなだめてもやっつけても、負けてしまうことの多い相手です。賢いガン患者になって、ぜひともあなたには頑張っていただきたい。私も、むろん、ガンをなだめたりすかしたりしながら、最後まで歩んでいきます！

二〇一三年一二月吉日

山口仲美

Ⅰ 大腸ガンの時

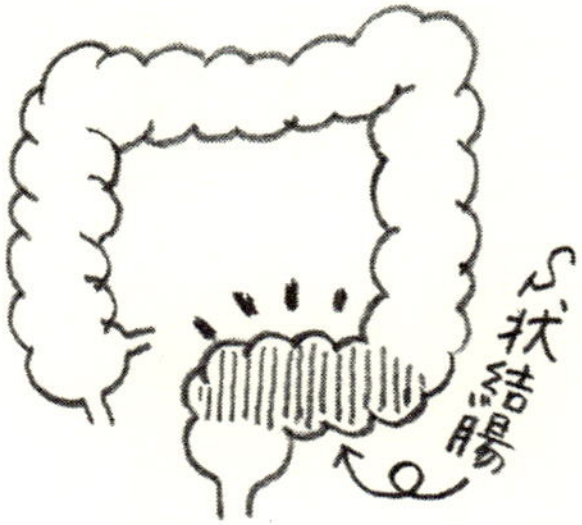

ガンかと思ったら、何をすべきか？

決まっていますね、検査を受けに行くことです。でも、これがなかなか実行できない。「言うは易く、行なうは難し」なんです。「ガン」と診断されたらどうしようという恐怖感があったり、仕事が忙しくて検診を受けに行く時間がなかったり、どこで検査を受ければいいのか分からなかったりして、ついつい後回しになる。

私自身、典型的なミスをしました。最初の大腸ガンの時です。きちんと大腸ガンを知らせるサインは出ていたのです。数か月間にわたって便に鮮血が混じっていた。目で見える真っ赤な血が！〝ああ、また痔が悪くなったのか。〟私は以前に痔をわずらったことがあったので、あまり気にしなかった。〝大腸ガンがこんな鮮血を出すわけないし、ボラギノールでも塗っておけば治っちゃうわ。〟痔だと勝手に解釈してしまったのです。おまけに、〝今回の痔は、痛くなくて楽だわ〟なんて、脳天気なことを考えていた。痛みがないのはどうしたことかと疑うべきなのに。

しばらくすると、鮮血は帯状の縦縞になって便を染め始めた。〝変だなあ。〟帯状の鮮血は、だんだん幅が広くなり、二・五センチくらいの広い帯になってきた。〝もしかしたら、重大な病気かも。〟だんだん大腸ガンの検査を受ける必要性を感じ始めました。

〝でもなあ、職場を変わってから日が浅いし、忙しいし。〟私はガンの検査を先延ばしにしました。大体、大きな病気をしたことがないから、かかりつけの医者（ホームドクター）くらいしか知らないのです。〝どこで検査を受ければいいんだろう？〟

そのうちに、毎日微熱が出るようになってしまった。家で仕事をしていると、机についているのがつらくて、すぐ横になってしまう。便の形は細くなり、楔形文字《くさびがた》のような奇妙な形になってきていた。お腹《なか》も時々痛くなる。〝ガン？　まさか。この間、ホームドクターのところで行なった血液検査でも、貧血はなかったしなあ。まあ、大したことはない。せいぜいポリープだろう。〟医学の知識もないのに、私は勝手に願わしい方向に解釈して病院にも行かずに仕事を続けていました。

でも、検査を受けに行かなくっちゃという気だけは生じていました。そんな時、区役所から、大腸ガンの簡易検査が無料で受けられるという知らせが届いた。いつも無視していた知らせなのに、その時ばかりはありがたく、掲載されている検査病院一覧表をじっと眺めた。一覧表にホームドクターの名前があった！　やれやれ、私は、二日分の便を採取して、ホームドクターのところに持参した。便の採取に当たっても、私は、姑息《こそく》にも鮮血の帯状の部分を巧みに避けて、血のついていない部分を掬《すく》って提出したのです。

でも、一週間もしないうちにホームドクターから連絡が入った。

「大腸ガンの検査、二日とも陽性ですから、ただちに精密検査を受けてください。病院に紹介状を書きますから。」

〝ああ、やっぱり。どうしよう。〟私は、自分のバカさ加減に舌打ちした。痔だと勝手に解釈して、大腸ガンの発見を遅らせてしまったのです。変だと思ったら、ただちに病院に行く。こんな分かりきったことを、仕事があるからとか、どこに行ったらいいか分からないとか、自分の願いを込めた勝手な解釈をしたりとかで、ガンの発見を半年以上も遅らせてしまったのです。

この本を読んでくださっているあなたは、どうか私のような与太郎的行為を避けてください。何か、疑いが生じたら、まず検査を受けてください。いや、疑いがなくても、区(市)役所などの地方自治体が実施してくれる簡易検査を受けてください。胃ガン・大腸ガン・乳ガン・前立腺ガンなどが調べられます。最近では、職場の健康診断でもオプションでこれらのガン検診をしてくれるところもありますので、利用できます。

地方自治体や職場が検査を実施していない部位のガンの時はどうするか？　私の友達は、こんな手を使って検査をしています。病院に行って、「消化不良気味で、吐き気があるんですけど」と症状を訴えて受診する。その時に「もしかしたら、肝臓ガンかもしれないと心配なんですが…」と気になることを追加して言って、検査を受けてしまうのです。その場合の検査には、保険がききますので、検査費用を安く抑えることができます。ちゃっかりした方法ですが、別に違法ではありません。

さてさて、区役所の行なうガン検診で大腸ガンらしいことを知らされ、私はどうしたか？　ホームドクターは病院を紹介するから、早く精密検査を受けるように言ってくれています。

病院選びは、いつからするか？

ホームドクターの書いてくれた紹介状は、近くのN病院でした。私は、その病院に悪い印象を持っていました。

次男が中学生の時のこと。学校でサッカーのポールが倒れてきて、次男は膝頭をざっくり切ってしまった。その時の学校の指定病院がN病院。息子は学校からすぐにN病院に運ばれ、手当てを受けたが、傷口についた異物などを十分に洗浄してから縫合してくれなかったために、傷は膿《う》んでしまい、紫色に膨れ上がってしまった。他の病院に行って、もう一度やり直してもらったけれど、既に異物が入り込んでいて感染症を起こしており、大きな紫色のケロイド状の傷になって残った。その傷は、二〇年以上経っても巨大な芋虫のように膨れ上がったまま、息子の膝に残っている。

N病院は、こんな嫌な思い出の残る病院なのです。ホームドクターは、なかなか優秀な医者ですが、紹介してくれた病院は、信用できない病院だったのです。でもまあ、検査だけだからいいかと思って、ホームドクターの紹介状を持ってそのまま歩いていけるN病院に行きました。

美男の面影の残る白髪の医師が対応してくれ、私に言った、

「すぐに大腸の内視鏡検査をしますから、四日後に来院するように。」

ぐずぐず煮えきらない私を見て、ハクハツ先生は私を追い立てるように言葉を継いだ、

「看護婦さんがあちらで詳しく説明してくれますから。」

〝おや、「看護師」ではなく、「看護婦」？　昔ながらの差別意識の残る名称を使っておるのう。〟私は、日本語を研究している人間なので、言葉に反応しながら、ソファに座って待っていました。しばらくすると、「看護婦」に別の部屋に呼び込まれて、検査の前日から家で下剤を飲むように指示されました。

「詳しくはここに書いてありますから、よく読んでください。」

そう言って、看護師は水に溶いて飲む大量の下剤を私にどんどんと手渡します。看護師からの説明は何もなかった。私は、家に帰ってから説明書きを読んでみたが、大腸の内視鏡検査を初めて受ける者にはよく分からないことが多い。〝困ったなあ。もう少し、きちんと説明してほしいわ。〟

私は、どうしてもN病院で内視鏡検査を受ける気がしません。大体、採血でさえ乱暴で、

採血針を抜くやいなや私の左腕には大きな青痣《あおあざ》ができてしまったではないか。血液検査くらいなら青痣ですむ。

大腸の場合は、検査といっても、技術を要する内視鏡検査なのです。大腸の壁は薄く、技術のない検査医にやられたら腸の壁を突き破られてしまう可能性だってある。そういえば、他の病院のことだけれど、「ポリープを取るだけだから簡単」と言われて、内視鏡検査のついでにポリープをとる手術を受けて、腸の壁を破られ、腹膜炎になって長く入院した人がいたっけ。内視鏡検査は、同時に手術も行なってしまえるハイレベルの検査です。

N病院の内視鏡検査を担当している医師をネットで調べてみました。検査医は、たった一人。インターンが終わったくらいの経験の浅そうな医師です。医師にとって患者は技術習得の場であっても、患者にすれば試験台にはなりたくない。黒雲のような不安が私の胸をいっぱいにしました。

内視鏡検査の約束の日は刻々と近づいてくる。採血の時の青痣はまだ色鮮やか。ますます大きくなったようにさえ思える。ついに、私は勇気を奮ってホームドクターに電話をしました。

「どうしても、ご紹介いただいた病院で内視鏡検査を受けるのは不安でたまらないんです。」

「何が不安ですか?」

「たとえば、採血で、腕にすごく大きな青痣を作ったんです。」

「でも、それは内視鏡検査をする人とは別ですよ。関係ないんじゃあないですか。」

ホームドクターの言う通りです。でも、私は心の中で反論し葛藤していました。〝一事が万事ってこともある。採血もしっかりできていないような病院では、内視鏡検査もおぼつかないのではないか。確かにその病院には、優れた医師もいる。ホームドクターのように。彼も、その病院に勤務していた医師だった。私がその病院を嫌がっているのを見て、自分が否定されているような気がしているだろうなあ。申し訳ない。〟

ホームドクターは、私の不安を即座に否定して、N病院で内視鏡検査を受けることを勧めてきます。ガンだったら、早く精密検査をしなくてはという、医者としての見識も込められています。私の心は、ホームドクターの勧めに従う方向に少しだけ傾きました。その時、母親が救急車でN病院に運ばれて入院した時のことが頭をよぎりました。母は退院してきてから、不満を漏らしていました、「あの病院の看護師さんはすごく不親切。食事もひどかった。」と。

「先生、ごめんなさい。せっかくご紹介くださったのに、どうしても、あの病院で内視鏡検査を受けるのは気が進みません。」

私は、心底すまない気持ちになったけれど、自分の命がかかっていることを思い、必死で紹介された病院が不安である理由を説明しました。ホームドクターは、分かりのいい先生なので、

「では、どこの病院がいいですか？」

と、聞いてくれました。私は、他にあてがあるわけではなかったので、

「これから、どこがいいか、自分で探してみます。決まったら、先生にご報告いたします。」

汗びっしょりになって受話器を置いた。検査が安心して受けられる病院を探さなくてはならない。たかが検査ではないのだ。技術的なミスのない精密検査こそ求めなくてはならない。しかも、検査の結果次第では、手術が必要になる。ホームドクターの紹介してくれたN病院で精密検査を受けたら、そのままN病院での手術になってしまう。最初の精密検査の時の病院選択が、その後を決定する！　精密検査・手術を任せられる病院を探さなくてはならない。自分の納得できる病院をきちんと探さなくてはならない。

ホームドクターの紹介を断るのは、勇気のいることだけれど、自分が納得していない病院で精密検査や手術を受けてはいけない。断る勇気を持つ必要があります。これは、治療を受ける患者側の必須の心得です。

病院選びは、精密検査を受ける段階から始まっています。精密検査の結果、手術が必要になることが多いので、手術をしてもいいと思えるような病院を選んでおかなくてはなりません。

でも、そんな病院、どうやって選ぶの？　次節です。

私的病院情報の集め方

病院探しには情報が必要です。まず、口コミを利用することをお勧めします。職場の同僚や病院情報を持っていそうな友人・近所の人々を次々に思い浮かべ、教えを乞うてみてください。口コミは、意外に大きな力を発揮します。職場という組織に属していない人や、逆に職場にこそ知られたくない人は、ネットで相談してみるのも一つの手です。

その結果、これからお話しするような悩ましい問題が勃発することもあるでしょう。でも、それも患者力をつけるためには、とても有効です。

私は、まず、検査・手術のできる安全な病院を思い浮かべてみました。がん研有明病院とか国立がん研究センターしか思い浮かびません。仕方がないので、病院情報を持っていそうな知人の顔を思い浮かべていると、昔からの知り合いの女医さんを思い出しました。彼女は、あらゆることに積極的で迫力満点の女性です。他人に発破《はっぱ》をかけるのが大好きなので、私はひそかに「ハッパ先生」とあだ名をつけていました。困った時には力を貸してくれる人です。ああ、でも、残念。ハッパ先生は、医者を辞めて、今は化粧品や健康器具の販売事業の会社を立てて、事業家になっちゃってるんだ。忙しくて、病院の紹介どころじゃあないだろうなあ。

思い悩んでいると、勤め先の上司のAさんから用件メールが入りました。私は、用件に対する返事を書いた後に、「つけたり」として、「私、大腸に腫瘍があるみたいなんです。」と記しました。

勤め先を休まなくてはならなくなった時のことを考えて、あらかじめAさんには知らせておいた方がいいと判断したのです。すると、Aさんから折り返しこんな返事が来たではありませんか。

「僕の知り合いに日本一の内視鏡の権威がいるから、紹介してあげます。」

〝えっ、こんな展開になるの？　意外だなあ。そうか、黙ってないで、SOS発信をしたほうがいいのだ。〟私は、藁《わら》にもすがる状況なので、「お願いします」と頼みました。でも、Aさんはマスコミにうれている人だから、超忙しい。そのままになって日にちが経過しました。忘れちゃったのかもしれない。催促するのも、気が引ける。

私は、Aさんの紹介の線はあきらめて、仲良しの同僚のBさんに大腸に腫瘍の疑いのあることを打ち明けました。Bさんは、以前に肺ガンの手術をしているので、頼りになりそうな気がしたのです。Aさんとのいきさつも B さんにはきちんと話しておきました。紹介を頼む時は、相手に経緯を話しておかないと、失礼になってしまう事態が起こることがあるからです。Bさんは、しばらく考えていたけれど、きっぱりと言いました、

「僕がいい病院を紹介します。僕の肺ガンの執刀医の先生に聞いてみます。」

Bさんが紹介してくれようとしている病院は、T大学病院でした。いいかもしれない。私の家から通える範囲内にあるし、医者も看護師も親切だという評判を聞いたことがある。そういえば、T大学病院には、かつて心臓外科の名医として名を馳せたS教授もいた。消化器外科で有名なN教授もいた。名医と言われる先生を輩出している病院ではないか。私は、BさんにT大学病院の先生を紹介してもらいたいとお願いしました。Bさんは、ただちに彼の執刀医に連絡をしてくれました。執刀医は、とても気さくな先生で、親切心にあふれており、私に直接電話をくれ、T大学病院の外科医を紹介してくれました。以下、キサク先生の名前で時々登場します。

また、私は、T大学病院の評価を本やネットで調べました。「良い病院悪い病院ランキング」の類の本はたくさん刊行されています。それらのデータは、どのような根拠に基づいて作成されているのか不明なので、全面的に信用することはできませんが、参考にはな

ります。私が見たのは、『病院の実力2009　がんと闘う』（読売新聞社）です。「病院の実力一覧」が出ていて、医療機関の良し悪しがある程度つかめます。

①手術数が多い病院かどうか
②どんな術式の手術が多い病院なのか
③ガン治療の拠点病院かどうか
④評価はどうか

などを検討してみました。そして、このほかに重要なのは、自分の家から通いきれる距離の病院であるかどうかです。一回の診療で終わることなどありません。手術をしても術後の経過診察で病院通いが必要なのです。T大学病院は、どの項目に関しても合格でした。

こうして、私の病院選びは、スムーズにT大学病院で一件落着になりそうだったのです。ところが、次節に述べるような予想外のことが起こり、とても悩んでしまいました。

どっちの病院がいいか迷った時

　私は、早速、キサク先生に指定された日時にT大学病院に行って、紹介された医師の診察を受けました。医師は、皮膚の色艶やものごしから、三〇代後半と察せられます。ある程度のキャリアがあり、体力も気力も充実している年齢です。私の話をじっと聞いているだけで、軽率なコメントは一切しない。慎重な人らしい。

「キサク先生の紹介ですね。」と言って、少し笑みを漏らしました。端正な顔立ちにオチョボ口がなんともいえない愛嬌をたたえています。オチョボ先生と呼びたくなりました。仲間に紹介してもらえる医師は、信頼してもいい医者です。人望があり、医者としての実力が仲間に認められている証拠ですから。

　それに、手術になったりした時に、このオチョボ先生くらいの年齢なら、そのまま執刀医になってくれる。年長の偉い先生に紹介されると、執刀医は別の若い医師たちになることもある。「ちょうどいいかも」と、私は目の前のオチョボ先生を目を細めて眺めていました。

オチョボ先生は、その場で私のお尻から便を掬い取って、

「ほんとに血が混じってますね。」

と言い、注腸検査、CT検査、内視鏡検査と、次々と検査の日程を決めてくれました。

パソコンに先生が予約を打ち込んでいる画面を、私は横からじっと眺めていました。CT検査の横に「Rca疑い」と記入しています。

「Rcaって何ですか？」

と、私は聞きました。

「ガンです。」

先生は、何事もなかったかのように静かに答えます。げぇー、ガン？ でも、「疑い」だもんね、「疑い」よ。「疑いがあるから、よく検査してね」ってことだもんね。私は、自分に言い聞かせて、納得しました。それにしても、内視鏡検査の前に、注腸検査とCT検査が入っている。こんなに検査をするの？ 嫌だなあ。でも、これらの検査が病気判定に必要なら仕方がないわ、受けなくっちゃ。

診察が終わると、検査を受けるためにケアルームで丁寧な説明を受けました。さらに、注腸検査のための下剤を手渡す薬剤師も、懇切な説明をしてくれました。二度も説明を受

けたので、しっかりと何をすべきかが頭に入りました。ホームドクターが紹介してくれたN病院とは親切さで大きな差があります。私は、T大学病院で検査をし、必要があったら入院して手術を受けることで決定したと思いました。

ところが、T大学病院から帰ってきて五日ばかり経つと、職場のAさんからメールが来ました。

「内視鏡の権威・S先生と連絡がつきました。先生は今、台湾に出張中だけれど、帰ってきたら直ちにあなたを診《み》てくれると言っています。」

ひぇー、もう決めちゃった。私はAさんに丁寧にお礼を言い、辞退の旨を伝えました。Aさんが紹介してくれようとしていたのは、有名な内視鏡の権威であるS医師でした。テレビにも出演しており、ゴッドハンド（神の手）などとも言われて称えられている先生です。魅力的な話です。私の気持ちは少し揺れました。待てばよかったのかもしれないと。

でも、Bさん紹介のT大学病院での検査のスケジュールはすでにしっかりと決まっています。担当医になるオチョボ先生も、慎重そうで好ましかった。にもかかわらず、私の心は、一瞬、T大学病院と「ゴッドハンド」の間で振り子のように揺れ動きました。でも、ふっとこんな思いが頭をよぎりました、〝テレビに出ている先生だけが名医ではない。地道に研究と技術を磨いている名医は、他にもたくさんいる。〟私は、二つの選択肢の間で揺れている心をしゃきっと立て直し、予定通りT大学病院で精密検査を受け、必要があったら手術も受けることにしました。

ところが、T大学病院で注腸検査のある前日に、なんと台湾から「ゴッドハンド」ご本人から直接電話をいただいてしまったのです。勤め先からの帰りの地下鉄の駅で受けた携帯電話は全神経を傾けないと、騒音にかき消されます。ゴッドハンドは台湾からこう言っています。

「私が日本に帰ったらすぐに診てあげます。」

私は、大きな声でT大学病院でもう検査のスケジュールを立ててもらったことを話しました。ゴッドハンドはそのスケジュールを聞いていて言いました、

「注腸検査などを今どき行なうのは、T大学病院ともあろうものが時代遅れですね。あの検査はあまり有効ではありません。内視鏡検査の方が詳しいことまで分かりますし、有効です。」

大腸を空っぽにして、肛門からバリウムと空気を入れてレントゲン撮影するという注腸検査はつらそうで、できたら避けたかったので、私の気持ちにググッと訴えかけました。

ゴッドハンドは、さらに言葉をつづけました、

「T大学病院の注腸検査のある前の日には東京に帰れるから、その日に診てあげるから、いらっしゃい。セカンドオピニオンだと思って私の内視鏡検査を受けるといいですよ。」

私は、しどろもどろになって「はぁ、はぁ」とばかり答えていた。先生は矢継ぎ早におっしゃる、

「秘書に伝えておくから、七月七日に私の病院にいらっしゃい。詳しい時間、準備などは秘書から伝えさせます。」

そう言って電話は切れました。七月七日、七夕の日ではないか。私は、地下鉄の駅に立ち尽くしていました。ゴッドハンドの内視鏡検査は受けたいけれど、内視鏡で手術ができるのは限界があります。内視鏡手術では終わらずに開腹手術の必要が生じた時にどうするのか？　ゴッドハンドの所属するS大学病院で他の医師が手術を担当することになってしまいます。また、「セカンドオピニオン」といったって、内視鏡を入れたら、そのとき取れるポリープならとってしまう。痕が残っていますから、T大学病院のほうには分かってしまい、セカンドオピニオンどころではなくなってしまう。ゴッドハンドの内視鏡検査を受けるということは病院を変えるということなのです。私は、病気よりも病院の選択に悩

まされました。

　翌日、ゴッドハンドの秘書から電話がありました。

「七月七日の朝九時に来てください。受付からご案内します。」

　私は、秘書に事情を必死で説明しました、

「すごくありがたいお話だけれど、すでにかかっているT大学病院の方に申し訳ないし、先生のS大学病院は、私の家からは遠くて通いきれないのです。ですから、辞退させていただきたいのですが…」

　お昼頃、再び秘書から電話があって、ゴッドハンドに私が辞退したことを伝えることができなかったので、申し訳ないけれど私が直接先生に電話をして辞退の旨を伝えてほしいと言われました。分かるなあ。ゴッドハンドのあの自信に満ちた調子をさえぎることは至難。こちらの意見は、たやすく掻き消されてしまう。

　台湾にいるゴッドハンドに私は電話をしました。私は、辞退の旨を伝えたけれど、ゴッドハンドは「ともかく、いらっしゃい」の一点張りでした。

　私の遠慮がちに述べ立てる辞退は、先生の強い主張の前にへなへなと打ち消され、どうしても通用しません。それくらい、ゴッドハンドは、自分の腕を信じており、患者のためになるという強い信念を持っていました。私は、文面を工夫して、辞退の旨を記したFAXを書き、秘書に送りました。秘書はそれを台湾にいるゴッドハンドに送ってくれると言ってくれました。秘書は、どういうわけか、しきりに私に謝《あやま》ります。謝るのは、私の方なのに。

ゴッドハンドは、私の職場のAさんとの深い関係から、私を診てくれようとしていたに違いないのです。私は心底申し訳ない気持ちになっていました。でも、選択できる病院は一つです。私は、Aさんにもゴッドハンドにも心からお詫びをのべ、好意あふれる心遣いに感謝し、辞退しました。にもかかわらず〝私の辞退で、ゴッドハンドの内視鏡検査を受けられる人はラッキーだなあ〟などと、未練たらしく考えている自分がいました。

私は、二つの選択肢の間で悩み、結局、T大学病院で精密検査を受けることを選びました。決め手は、①開腹手術になった時にも信頼できそうなオチョボ先生が執刀してくれるであろうこと、②家から通える距離であること、でした。

職場の同僚へのSOS発信の結果、あるいは口コミ情報収集の結果、あるいはネット相談の結果、こんなふうに複数の病院の可能性を示唆されることがあるでしょう。どれにするのかあなたもきっと悩みます。でも、最終的には自分で決断する以外にないのです。自分で選んだものは、たとえ結果がまずくても、覚悟ができています。自分で病院を決定すること。これが、患者の大事な心得です。

病院選びはなぜ大切か？

病院選びはとても重要。選んだ病院によって生死が分かれることがあるといっても過言ではないからです。以下、私自身が直接接したり、聞いたりした話をいくつか披露し、病院選びの大事さを繰り返し述べておきたい。

この項目を書いている時にも、患者の取り違えによって生じた事故を詫びる病院側の記者会見がテレビで行なわれていました。KU大学附属病院でのこと。五〇代の健康な女性の肺が、八〇代の男性のガン患者の肺と間違えられ、切除されてしまったというのです。病理検査の際の、検体の取り違えから起こったミスでした。五〇代の女性は全くの災難です。健康な肺を切り取られ、呼吸機能の低下、息切れなどの後遺症まで背負わされてしまったのです。

数年前にもY大学附属病院で、目の手術で患者の取り違えが起こっていましたね。健康な目を手術されてしまった患者は、身をよじって悔し泣きをしたでしょう。病院側にすれば、ケアレスミスなのだけれど、患者の側からは取り返しのつかない災難です。患者の取り違えを防ぐ方策を講じるのは、基本中の基本。それができていない病院は、避けたほうがいい病院です。そういう災難に出遭うと、それこそ医療否定本のタイトルのように「病院で殺される[*2]」などと声高に叫びたくなってしまいます。

さて、病院選びを失敗した私の友達の話をしましょう。一番目の話は、政治家の奥さんのこと。彼女とはマッサージ師のところで知り合い、おしゃべりをしていた間柄です。互いに虚弱体質なので、こういうところに通っていたのです。彼女は、その後引越しをしたので、あまり会わなくなりましたが、「体調が悪く、ＴＫ病院にかかってる」との連絡を受けていました。

病院では貧血と診断され、その治療を長く続けていました。ところが、大腸ガンだったのです。貧血のもとになっている大腸ガンが見落とされてしまっていたのです。二年間も貧血の治療をしていたために、大腸ガンが発見された時は、もはやかなり進行していました。ご主人が政治家だったこともあり、病院側は謝罪し、大慌てで大腸ガンの手術を行ないました。彼女は、術後、私に電話をくれました。

「ひどいのよ、ＴＫ病院って。ずっと貧血の治療をしていたのよ。何で、大腸ガンが分からないのよ！　信じられない。」

彼女の無念さがひしひしと伝わってきました。それから二年後、彼女は亡くなりました。彼女の訃報に接した時、生前の元気で明るい笑顔が眼前にちらつき、涙がこぼれてしまいました。病院選びは、生死を分けます。

二番目の話です。私と同い年の研究者が、今年の夏、肺ガンで亡くなりました。四年前にTO病院で大腸ガンの手術をしていました。昨年あたりから、足がむくむ、歩けないなどの身体の不具合が生じました。TO病院は、静脈血栓症と診断し、その治療を施していました。実は肺ガンが発症しており、それが悪化していたのです。TO病院は、九月に入ってから肺ガンの治療を始めると言っていたそうです。

彼は、夏休み前の仕事をすべて済ませ、勤め先から帰ると、気分が悪くなり、TO病院に緊急入院。翌日に、帰らぬ人になってしまいました。奥さんは力を落とした声で言いました、

「最後は正常な人の三〇％しか、息が吸えてなかったんですって。苦しかったと思います。前から病院を変えようって言っていたんですが、主人が『大腸ガンの手術をしてくださった先生に申し訳ない』って言って、病院を変えなかったんです。私が強引に変えてしまえばよかったのかもしれない。その点がすごく悔やまれる。」

いかにも彼らしい律儀さで、聞いていて胸が痛くなりました。でも、病気に関してはそうした義理・人情を取り払って別の病院で診てもらう決断が必要です。もし、他の病院にかかっていたら、肺ガンはもう少し早く発見され、ただちにその治療が開始され、まだ生きることが出来たかもしれないからです。

三番目の話です。私と同じ職場にいるCさんが、彼の友達のことを語ってくれました。彼の友達も大腸ガンになってしまい、K大学病院に入院して手術したのだそうです。

「でも、術後、大出血しちゃって。一年間も勤めを休んで大変だったんですよ。縫い目がうまくいってなかったんですって。」

と、Cさんは、信じられないといった顔つきで話してくれました。私は、言いました、

「ああ、それって、手術前に、リスクとして説明されるのよ。縫合不全なのね。縫合不全で出血しちゃうと、再び手術なのよね。」

縫合不全は、患者の体の状態が原因で起こることもあるけれど、医者の縫合技術が未熟なために起こることもあります。縫合不全を起こした事例は他にも耳にしました。T大学病院の待合室のソファで、親しくなった女性が話してくれました。四番目の事例です。

「友達が、KY大学病院で大腸ガンの手術をしたの。そしたら、縫ったところがくっつか

なくて、食べると大腸から漏れちゃうのね。それで、点滴だけで何か月も過ごしたのね。もう一度手術したみたいだけど…」

術後、縫合不全の合併症を起こす人が意外と多いんですね。手術の怖いところは、こういう合併症が起こる場合が少なくないことです。ソファの女性は、知り合いが多いらしく、こんな話もしてくれました。五番目の事例です。

「M病院で、友達の旦那さんが大腸にポリープができているのを内視鏡手術で取ったのね。そしたら、大腸の壁に穴を開けられちゃって、腹膜炎を起こして、それから三か月も入院しちゃったのよ。それで、怖くなって内視鏡手術で第一人者の先生のところに行ったのよ。」

「もしかして、ゴッドハンドと言われているS先生のところ？」

私が、そう尋ねると、

「そうよ、七月七日にいらっしゃいと言われて内視鏡検査を受けたんですって。」

〝あれれ、私がゴッドハンドのところで内視鏡検査を受けることを勧められた日だわ。その人が私の代わりにゴッドハンドの検査を幸運にも受けていたんだ！〟ゴッドハンドならうまいはずです。彼女は話を続けました、

「そしたら、内視鏡手術がうまくいって、内視鏡でとったポリープの細胞検査の結果も何でもなくて、あとは六か月後に検査ですって。やっぱり腕のいいお医者さんにかからなくっちゃね。」

私が未練を感じていたゴッドハンドに診てもらった幸運な患者さんの正体が分かり、なんだか幸せな気分になりました。

では、最後の六番目の話。私が電車に乗っていると、元住んでいた場所で親しかった女友達に偶然出会ったことがあります。彼女は私の隣の席に腰かけて、小声で言いました、

「ねえ、私の友達の旦那さんのことなんだけど、大腸ガンなのよ。腹腔鏡手術をして、退院したけど、何も食べられないいんですって。退院してもうずいぶんになるんだけど、体重も十数キロ減っちゃったんですって。歩けないんで、ずっと寝たまんまなんですって。」

明らかに手術ミスがあったような事例です。彼女は言葉をつづけました、

「きちんと病院を選ぶべきよね。ずいぶん彼女に『そんな病院でいいの？』って言ったんだけど、『私は小さい病院が好きなの』って言って、SY病院みたいに小さいところで旦那さんの大腸ガンの手術をしちゃったの。もちろん、旦那さんもその病院でいいと思ったんでしょうね。」

〝規模の大小で病院を選ぶのではなく、病気を治してくれるレベルの高さで病院は選ぶべきではないかなあ。〟私は、暗い気持ちになりながら、

「他の病院でもう一度診てもらうというのも大切かもしれないわね。」

と、言った。

「そうなのよ。『セカンドオピニオンを受けたら』って、さんざん言ってるんだけど、人の言うことを聞かない人なのよ。」

治療に関しては、その人の価値観や人生観がかかわっているので、一概には言えないけれど、あまりかたくなな態度は好ましくないですよね。友達が好意で言ってくれている言葉には耳を傾けるくらいの柔軟さが必要ですよね。

病院の選定はともかく大切。生死にかかわることを意識して、しっかり選んでいただきたい。

ダメな病院だったら、どうするか？

最初に選んだ病院がダメな病院だったと思ったら、できるだけ早く他の病院に移ってください。さもないと、あたら命を失うことにもなりかねません。転院する時期が遅すぎると、悲惨なことも起こります。以下、私が集めた三件の実話をお話しします。

第一話。今年の夏、ご主人を亡くした奥さんが美容院で美容師さんを相手に話していました。私は、横の席で聞き耳を立てていたわけです。

ご主人は、体調が悪く、近くにあるSE病院で入院検査をすることになった。SE病院は、中規模の病院。一か月半にわたって、さまざまな検査をしたけれど、どこが悪いのか分からない。病院は本人と家族にこう告げた。

「九〇％の確率でどこも悪くありません。」

それでひとまずご主人は家に帰ったのだけれど、どうにも調子が悪い。そこで、再び家族がSE病院に連絡すると、こう言われた。

「うちの病院での検査結果は正常でした。どこか希望の病院があれば、どこにでも紹介状を書いてあげます。」

家族にはこれといって思い当たる病院はないので、知人に尋ねてみた。「TI大学病院がいい」と言われ、そこに紹介してもらって入院した。TI大学病院で検査をすると、なんと肝臓ガンの末期だった！

一か月半にわたって入院検査したSE病院で「何でもない」と言われたのが、TI大学病院でいきなり「末期の肝臓ガン」と告げられたのです。

奥さんは悔しそうな声で言った、

「主人はものすごく気落ちしてしまい、『もうじき死ぬんだね』なんて心細いことを言って、一か月のちに亡くなったの。」

末期の肝臓ガンが見抜けない病院もあるのです。最初からしっかりした病院にかかっていれば、打つ手はあったはずです。患者への心理的ダメージも少なくすることができたはずです。なにしろ、「九〇％の確率で何でもない」と言われたものが、いきなり「末期の肝臓ガン」と言われたら、どうします？　その落差の大きさについて行ける人などめったにいません。心の準備にはそれなりの時間が必要です。末期肝臓ガンでも、最初のSE病院の精密検査の段階で発見されていれば、覚悟を決めて家族と楽しく過ごしてあの世に旅立つこともできたはずです。家族は、誤診したSE病院の担当医に電話をして抗議したら、ひたすら謝るばかりだったと言います。

ご主人に先立たれた奥さんは、ポロリとこんなことをもらした。

「実はね、夫がSE病院に検査入院していた時に、隣のベッドの患者の点滴液を夫に点滴し、隣のベッドの患者に夫の点滴をしていたことがありましてね。」

「それで、どうしたんですか？」

と美容師が尋ねる。

「隣のベッドの患者さんが自分の名前でない点滴液が自分の点滴台に下げられていると指摘して、ようやく間違いに気づいたんです。ひどいでしょ？」

家族の方は、その時点で命からがらSE病院を抜け出す算段をすべきだったのではないか。「変だ」と思うことがあったら、直ちにその病院を出てもっとましな病院に移るべきです。「そんなことをしたら、その病院に失礼だ」「もう診てくれなくなるだろう」なんて、心配したり気兼ねしたりする必要はありません。家族の命やあなたの命は、あなたが守らなくてはならないのです。

事実、他の病院に速やかに移ることによって、救われた例もあります。第二話です。

私の女友達のハッパ先生が立ち上げた会社には、脳腫瘍で手術した若者がいます。自宅で意識がなくなり、救急搬送で運びこまれた病院から、さらに脳腫瘍の手術のできるF医療センターに移り、そこで手術を受けた。手術がうまくいかずに、術後、ほとんど話せなくなり、口や手は麻痺してしまった。

彼は、その後すぐに、T大学病院に転院して再手術を受けた。T大学病院では、前のF医療センターの手術で取り残している多量の腫瘍を、機能障害を起こさないぎりぎりのところまで取り除く手術を行なってくれた。おかげで、彼は奇跡的に回復に向かい、顔面の麻痺もとれ、言葉もかなり自然に発することができるようになっている。

彼と会いましたが、ハンサムボーイでほとんど普通の人と何ら変わることなく、会話ができます。ハッパ先生によると、最近は、誤字も少なくなり、いい文章を書くようになっているとのこと。「余命一年半と言われていたのに、もう三年にもなります」と、彼は張りのある声で言った。まだまだ回復しそうな顔つきでした。

最初からT大学病院にかかっていたら、さらに良い結果になっていたかもしれませんが、やむをえません。それでも、最初のF医療センターを早々に見切って、T大学病院に転院したことによって彼は救われたのです。

第三話。ガンではありませんが、T大学病院で、こんな人に出会いました。彼は、T大学病院の屋上で体からドレーン（創傷部にたまった血液やリンパ液などを体外に排出するための管）をぶら下げて、毎日歩く練習をしていました。五〇代後半といった年恰好です。ドレーンの中の液体の色は黄色でしたので、もうじき退院だと見てとれました。毎日顔を合わせるので、私が挨拶をすると、その男性も挨拶を返し、親しくなりました。慣れると、彼は憤懣《ふんまん》やるかたないという口調で話し始めたのです。

「前の病院で手術ミスをされたんです。」

「何処《どこ》の病院ですか？」と私。

「I病院ですよ。僕は訴えてやろうと思っています。」

「どうなさったんですか？」

「僕は、尿が出なくなってI病院に入院して手術したんですよ。そしたら、術後、お尻から尿が出ちゃうんで、これはおかしいと思って、このT大学病院に逃げてきて診てもらいました。」

なになに、お尻からおしっこが出ちゃう!?　私は彼の話に耳を傾けました。

「この病院で診てもらったら、明らかに縫合ミスだった。ガンじゃあないから、癒着しているけれど丁寧にはがしてもう一度やり直してあげましょうって言ってもらえたんだ。先月の二二日に手術があって、何時間もかかって癒着をはがし、もう一度膀胱《ぼうこう》から始めて順々に縫い直してくれたんですよ。」

手術から三週間たってこうして屋上を歩けるまでに回復したのです。

「明日退院なんです！」

彼はうれしそうに言いました。最初の病院選びは失敗したけれど、ただちにその病院を抜け出して他の病院に診察をあおぎ、なんとか生還した事例です。ダメな病院だと思ったら、できる限り早期に転院することがポイントです。

選んだ病院でホントによかったか？

選んだ病院が良かったのか、ひきつづき観察し続ける必要があります。なにしろ、自分の命のかかったことなのですから、注意深くみきわめましょう。

私は、T大学病院にするか、ゴッドハンドのいるS大学病院にするかという二つの選択肢から、結局、T大学病院を選んで精密検査をしてもらうことにしたのですが、T大学病院で本当に良かったのだろうかという疑念が生じる事態が起きました。

まず、T大学病院は患者の取り違えミスを防ぐための努力がなされていて、それにはひどく感心しました。採血検査をする時も、検査員がまず「お名前をお願いします。」と言います。患者が名前を答えると、検査用紙の氏名と照合します。一致していると、検査員はお礼を言ってから、検査を始めます。レントゲン検査に行っても、「お名前は？」と聞かれ、患者の取り違えミスを防ぐ努力が徹底的になされています。この病院は確かにいいかもしれない。私は気をよくしていました。

注腸検査

ところが、注腸検査で私はちょっと怖い思いをしてしまったのです。本人確認がすんで、台に上がって検査を受け始めました。検査をしてくれる先生は、若くて「チョット見」た感じはイケメンでした。

「はあい、僕の方を向いて。」「右の腰を少しあげて。もう少しあがらない？」「そうそう、いいよ、いいよ。」と、チョットミ先生は患者を適当におだてつつ、腸内の写真を撮り始めました。私は紺の検査着を着せられて、大きな雨戸くらいの板の上を右回りに体を回したり、左回りに回ったり、うつ伏せになったりして、懸命にバリウムがうまく腸壁に塗りつけられてはっきりした映像が写るように、チョットミ先生の指示に従った。二十分ぐらいが経過した頃、私は吐き気に襲われ、チョットミ先生に申し出た、

「気持ち悪いんですけど…。」

「もうすぐ終わるよ。とてもいい感じに進んでいるんだ。」

チョットミ先生は、そう言って検査を続行している。訴えは却下です。私は、そのうち、目の前が真っ暗になり、四角や三角や五角形の星が瞬いたと思ったら、次の瞬間検査台の下方にくずれ落ちてしまった。検査をガラス戸越しに見ていた四人のスタッフが瞬時に検

査室に飛び込んできた。〝これで死んじゃうのかなあ?〟という漠然とした不安に駆られながら、私は意識がなくなった。

気がつくと、点滴が打たれ、血圧が測られている。

「五八しかない。」

「いつも血圧が低いのかも。」

「山口さん、血圧は上がいくつ?」

私の口の中は紙のように乾き、口が開けっ放しのまま硬直しているのに気づいた。

「一一〇くらいです。」

私はかすれた声で漸《ようや》く答えた。私の顔の筋肉は、驚いた人形さながらに固定されており、右手の三本指が天をつかむような形で固まっている。

「どこか、変なところがありますか?」

女性看護師が聞いた。

「右手の指。」

彼女は私の右手を取り、固まっている指をやさしく揉《も》みほぐしてくれた。人のぬくもりを感じる温かい手だった。私の手は、干しあがった糊付けの洗濯物のように乾いており、彼女の温かさが素直にとどいてくる。

私は、再び吐き気に襲われ、グェーと大きな声を出したけれど、前の日から食事制限されており、おまけに強烈な下剤で腸内は掃除されており、何も吐くものがない。それでも、グェーを繰り返してしまう。

検査に当たっているチョットミ先生は、まだ撮影を続けている。〝芥川龍之介の『地獄変』に出てくる絵師良秀みたいだなあ。地獄に落ちて燃え盛る火に焼かれる人間の苦しみを描きたい一心で、自分の娘が焼かれているのを見ても助けようともしないで、絵を描き続けて完成させた良秀だわ。〟

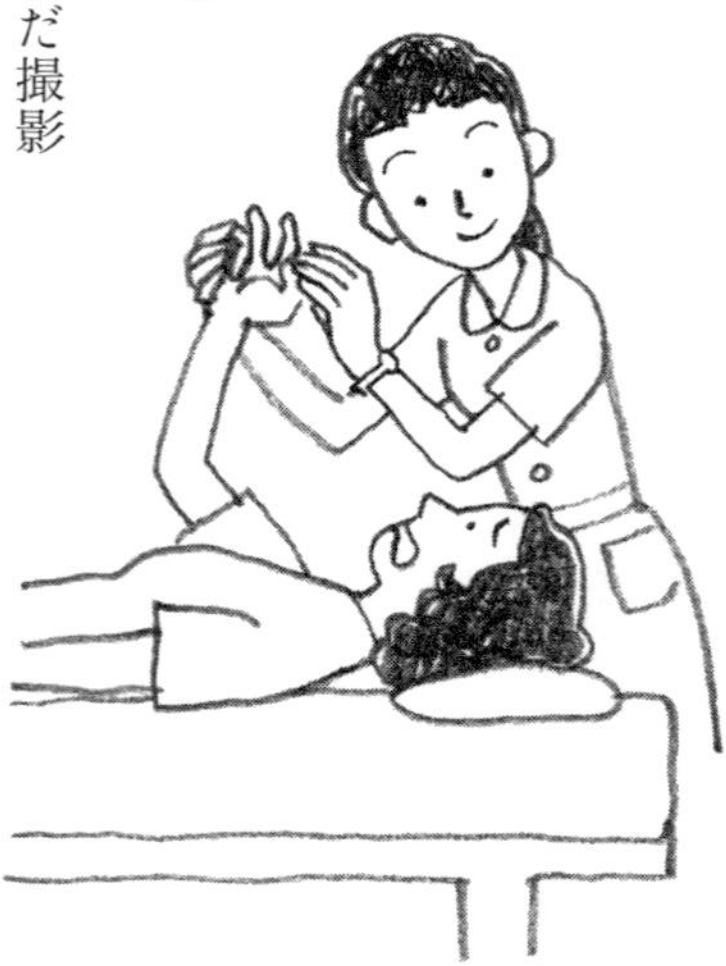

「造影剤、抜きます。」

もう一人の助っ人先生が言った。私は尻から猛烈なガスをつづけざまに放出した。空気を入れて腸内をふくらませてX線撮影をする検査だったから、ものすごい音！

「楽になりますよ。」

指を揉みほぐしてくれている看護師が優しく言った。私は、ショック状態をほぼ完全にぬけており、入れ替わりに不安感が襲ってきた。〝ああ、こんな病院で手術を受けて大丈夫なんだろうか？〟

映像を撮影していたチョットミ先生が、迅速に対応してくれた助っ人先生に向かってお礼を言っている、「ありがと。助かったよ。」〝気分が悪いと訴えていた患者への説明もあるべきじゃあない？〟私は、写真を撮ることにだけ夢中になって、患者の様子を見ていないチョットミ先生に非難がましい気持ちが湧いた。同時に「T大学病院ともあろうものが、今頃注腸検査なんかしているのは時代遅れですよ。あれは、効果がありません。」というゴッドハンドの言葉が耳にこだましていた。

検査の有用性を信じることができずに受けた注腸検査は、不安感だけを残しました。こんな時に、チョットミ先生が一言、詫びと説明をしていたら、患者の気持ちはずいぶん違っていいます。仲間の医者だけにはお礼を言っていたけれど、患者への詫びや説明は全くなく、検査が終わるやいなや、さっさと帰ってしまいました。〝ダメな先生だなあ。こんな先生のいる病院で問題ないんだろうか？　でも、私が昏倒した時の対応は実に迅速だった！　何かあっても、チーム体制ですばやく対応してくれそうではある。〟

オチョボ先生の診察

注腸検査の二日のちには、オチョボ先生の診察がありました。先生は、診察室で注腸検査の結果を私に写真で示してくれました。腸管いっぱいに梅の花のような形の腫瘍が映し出されています。

「ずいぶん大きくしましたね。」

若いけれど落ち着いたオチョボ先生は、写真を見ながらそう言いました。もう一つ角度を変えた写真も見せてくれました。〝シメタ！　茎が見える！　大きくってもポリープに違いない。〟無知な私は、喜びました。二センチ以上のポリープはガンになっていることが多いことなど知らなかったのです。ガンにもいろんな形があることも知らなかったのです。ただ、茎があって、その上に出来ている腫瘍は良性の腫瘍、ポリープだと思ったのです。

「大きいから、開腹手術が必要ですね。」

〝ゲッ、お腹切るの？　ヤダ、親からもらった体のどこも切ったことないんだから。〟手術をしたことがなかった私は、げんなりしました。〝お腹を切るのを避けたいなあ。薬で治らないかしら？〟私はへっぴり腰になって、手術から逃れる方法はないかとあせっていました。手術に対する恐怖心が、私に注腸検査の時の昏倒を思い起こさせました。私は、

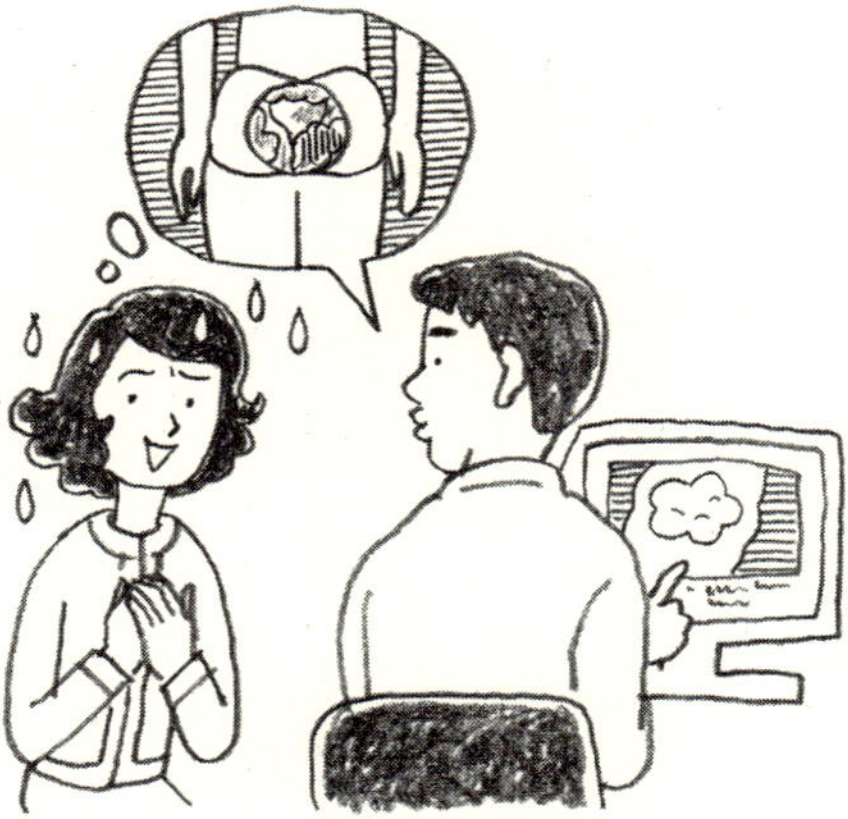

オチョボ先生に言いました、

「二日前の注腸検査では気を失っちゃったんですよ。」

「そのようですね。昏倒したと書いてありますから。」

〝ああ、きちんと担当医の先生には報告が行ってるんだ！〟申し送りがしっかりなされていることが確認できました。

「どうしてあんなことが起こるんでしょう？　最初の注射がいけなかったんでしょうか？」

「いや、注射ではなくて、前の日からほとんど食べてないし。それが関係しているかもしれません

ね。稀にいるんですよ、昏倒しちゃう人が。」

そう答えてはいましたが、オチョボ先生は、患者を昏倒させたことに納得がいかない顔をしていました。防げるはずだという思いが顔に表れていました。確かに、患者の訴えに耳を貸して検査のやり方を少し工夫すれば、私は昏倒しなくても済んだに違いありません。

T大学病院での他の検査はどうでしょうか？　命を預けてもいい病院かどうかの判断は、持ち越しです。

内視鏡検査

注腸検査から四日後には大腸の内視鏡検査を行ないました。

「では、私が内視鏡検査を行ないます。」

内視鏡のカメラを持った先生は、すっきりとした目鼻立ちのダンディな先生でした。

「オナラをしないと、気分が悪くなりますから、恥ずかしがらずにオナラをしてください。」

親しみやすさを前面に出して患者に説明してくれました。これは、とても大事な説明。というのは、患者はオナラをとても恥ずかしがって、我慢をしようとするからです。なかなか要領を得た指示です。ダンディ先生は、一連の事前検査はすべてオチョボ先生のチームが行なっているのだと教えてくれました。チーム医療になっているんですね。だから、昏倒した情報も、チーム全体に共有されているわけです。

「ちょっとお尻の周りに麻酔薬を擦り込みます。」

ダンディ先生は、逐一、何をするのか説明してくれるので、患者はとても安心できます。

「最初はちょっと痛いかもしれませんが、リラックスして。」

そんな指示と共に検査が始まりました。私はオナラを遠慮なくすることができたので、とても楽でした。写真を撮影する時には、「はい、オナラを止めて。」と指示が来ます。

映像を映し出しているカメラを見ると、大きな真っ赤な腫瘍が映し出されていました。それは、水草のように、下の方に向かって真っ赤な傘を開いたまま、靡《なび》いています。その傘の下に、真っ白な太い茎が三本ばかり重なって気持ち悪いほど白々と見えます。

ダンディ先生の傍《そば》を別の医師が通りかかり、画面に映し出されている映像を見て言いました、

「その茎をちょきんだな。頑張れよ。」

ダンディ先生はうなずいています。

「今日は、入院と言われていませんよね？」

「はい、でも、内視鏡で取れるポリープはとってもかまわないという同意書は書きましたが……」

私は内視鏡でちょきんと切って終わるなら、そのほうが好ましかった。開腹手術を受けるのはできる限り避けたい。ダンディ先生は、少し考えていたが、

「入院の準備がないのだから、今度ですね。入院の手続きをしてからですね。今日は検査だけ。」

「先生、内視鏡で取れるんですか？」

「取れますよ。」

私は、思わずにんまりしました。オチョボ先生の言う開腹手術よりもずっと軽くすむかもしれないと思えたからです。でも、結果は？　後で述べる通りです。

CT検査

内視鏡検査から三日後には、CT検査がありました。検査室に入って、看護師の指示通りに身支度をすると、女性の先生が出てきて、落ち着いた声で聞きました。

「アレルギー反応を起こした薬は？」

「ピリン系の薬はダメです。それから、注腸検査で昏倒しちゃったんですが…」

と、私は答える。

「そうですね。申し送り事項にそう書かれていますから。」

なるほど、見事なまでに情報が共有されています。少し安心しました。

女性医師は優しく説明しました、

「注腸検査とは違った薬ですから、大丈夫ですよ。注射をすると、すぐにかあっと体が熱くなった感じがしますが、それは、薬のせいで起こる反応ですから心配はいりません。でも、何か気分の悪いことなどあったら、すぐに合図をしてください。」

そう言って合図用のスイッチを私の手に持たせます。

「では、注射をします。」

先生の手は、ほっとするような優しさで注射部位をさぐっています。僅かに汗ばんでいるのを感じる手です。説明された通り、注射後、体が温かくなった。私は温かさが好きなので、嫌な感じは何もしなかった。短時間で無事に検査が終わり、別に副作用は何も起きませんでした。

注腸検査では心配になったT大学病院だけれど、いざという時の態勢は整っている。昏倒した情報はきちんと共有されていた。患者の取り違えミスを防ぐ努力もなされている。患者に安心感を与える説明をし、適切な指示をあたえ、上手に検査をしてくれるダンディ先生や優しい女医さんもいる。総合的にみて、この病院で大丈夫。こうして、私はT大学病院を信頼し、手術を受けることを決定しました。

なかなか入院できない時

人気のある病院にはなかなか入院できないというデメリットがあります。病院によっては、まだ病気が確定していない段階から入院予約をさせ、順番待ちをさせる病院もあります。T大学病院の場合は、手術が必要だと分かった段階で入院予約をします。

膵臓腫瘍のように進行が速い場合は、後に述べるように、手術日程を優先してくれますが、大腸腫瘍のように比較的進行が緩慢な場合は、いつ入院できるのか分からない状態になりやすい。私も、大腸腫瘍の時は困りました。

オチョボ先生の指示に従って、すぐに入院の手続きをしました。病名は「大腸ポリープ」。手術後、切り取った部位の病理検査をして初めて悪性のガンかどうかが判明するわけです。入院手続きをすませてから、一〇日たっても何の連絡もありません。混んでいてベッドが空かないのでしょう。ベッドの空きを待つつらさを味わった患者さんは多いはずです。私は、病院の待合室で出会った女性との会話をふと思い出しました。

「いつ、入院なの？」

と、女性は私に聞きました。

「分からないんです。先生はすごく混んでてベッドが空いてないから、病院からの連絡を待つようにっておっしゃったの。」

「待たされるわよ。でもね、あんまり待たされたら、先生にお電話した方がいいわよ。『私は何時《いつ》入院できるんでしょうか？』って聞いた方がいいわ。多くの待ってる人に申し訳ないんだけどね。」

「お宅もそうなさったの？」

「ええ、しましたよ。この病院に紹介してくださった先生が『この段階のガンだとすぐに入院できる』っておっしゃったんですけど、一〇日たっても、何にも連絡がないの。それで、『うちは何時入院なんでしょうか？』って、先生に電話をかけて聞いたの。そしたら、『ちょうどいいところにお電話をくださった。五月の連休明けの七日に入院できます』って言われたの。結局三週間も待たされたわ。あなたも先生に電話で連絡をなさった方がいいわよ。」

有難い情報です。教えてもらわなければ、私はずっとおとなしくひたすら気をもみストレスをためながら、連絡を待っていることになったでしょう。私は、勇気を奮ってオチョボ先生に電話をしました。大病院の先生に電話をするのは、患者にとっては一大決心です。オチョボ先生は気軽に電話に出て答えました、

「ベッドが空かないんですよ。今週はもう全く空きがありません。来週ならあるいはベッドが空くかもしれません。」

あ〜あ、マダマダだ。入院を待つ時間は患者にとっては実に苦しい。病状が分かっているから、進行してしまいそうな気がしてあせるのです。十数年もかかって大きな腫瘍をつくったのだから、三週間くらいで大きくなるはずはないのだけれど、心理的にかなり切羽詰まってくるんですね。

さらに、私の場合は、勤務先が大学なので、夏休みのうちに手術を済ませてしまわないと、学生に迷惑がかかってしまいます。入院が遅れれば遅れるほど、九月末に始まる後期から職場に復帰できずに困った事態に陥ります。職場を持っている人は、皆同じような悩みをかかえているのだけれど、学校関係の場合は、夏休みという時間が教員に与えられた唯一の自由になる時間なのです。

私は、逆算してみました。内視鏡手術だけで終われば、夏休み期間終了までに間に合う。でも、内視鏡手術によって切り取られた腫瘍を病理検査してみたら、組織の奥深くまでガ

ン細胞が浸潤しており、さらに開腹手術が必要になる事態も起こりうる。オチョボ先生の言葉を注意深く辿ってみると、どうも内視鏡手術だけでは済まない気がする。というのは、私が、「九月末にNHKのイベントがあって講演に行かなくてはならないのですが…」と言うと、先生は即座に否定しました。「無理です。まだ入院中の可能性だってあります。断ってください。」

私は、六月から八月までに入っていたテレビ出演、ラジオ出演、単行本の出版、講演などの予定をすべて既にキャンセルしていました。九月末もダメなのかあ。

大学が始まるのは、九月の連休明けの二四日からです。開腹手術までしなくてはならない場合には、八月の初めに入院をしなければ、間に合いません。私は、手術を待っていることを切々と訴える手紙を書いてオチョボ先生に出しました。それから、一週間して再びオチョボ先生に入院の可能性を探る電話を入れました。

「来週の水曜日ごろに一つベッドが空きそうなところがあります。」

オチョボ先生がそう言った。入院できるかも。希望が湧きました。翌週の月曜日、嬉しい電話が入りました。

「T大学病院ですが、水曜日に入院ができますので、準備をしていらしてください。」

〝バンザ〜イ！〟電話の主は、さらに言いました、

「あなたの担当の先生がベッドの空きはないかと始終探しにいらっしゃいましたよ。漸く空いてよかったですね。」

オチョボ先生は、一生懸命空きベッドを探してくれていたのだ。患者には見えないところでしてくれているオチョボ先生の努力に感謝しました。開腹手術になっても、何とか間に合う日程になりました。

こんなふうに、自分の仕事の都合を申し立てるのは、他の患者に申し訳ないし、基本的にお勧めできない事柄です。でも、仕事の都合を担当医に伝えることは必要だと思います。ダメでもともとですし、時には患者の仕事の事情を考慮して多少の融通をきかせてもらえることはあるのですから。

個室にするか、大部屋にするか？

入院時には、個室にするか、二人部屋にするか、大部屋にするか、の三種類から選ばせられます。私は、もともとにぎやかな方が好きなので、大部屋好みです。出産の時も大部屋で母親になりたての女性たちとワイワイと騒いで楽しんでいました。何と言っても大部屋の魅力は、差額ベッド代が発生しないことです。つまり、無料。懐がさびしい時などは、最高です。個室の差額ベッド代は高くてバカバカしいし、自分には贅沢すぎるという思いもありました。

でも、今回は、ともかく迅速に入院手術をして、職場復帰しなくてはならなかったので、入院申込書に「個室・二人部屋・大部屋のどれでも可」と記入しました。入院時にたまたま空いたのが個室でした。差額ベッド代を捻出しなくてはならないので、きついなあと思ったものの、「早く」というのが至上命令でしたので、個室に入りました。

ところがです、個室で過ごしてみると、意外に快適なんですね。第一に有難かったのは、トイレが専有できたことです。手術の前後には、世の中でトイレほど大事なものはないんです。とりわけ大腸腫瘍の手術のために入院した時はトイレが親友。

手術前には一日半がかりで、三リットルの下剤を飲む。トイレがそばにないと耐えられないほどの急を要する時が多い。さらに、トイレでは派手な音を立てる。誰にも聞かれる心配をしないですむ個室のトイレは、何物にも代えがたい貴重品です。

手術が終わった後でも、術後の経過を見るために、トイレは重要な場所になります。出血はないか、尿は出るか、ガスは出るか、便は出るか、など、トイレに通いつめます。

さらに、術前・術後は気分の悪いことが多く、トイレで吐くこともあります。まさに、入院時にはトイレが命という状態なのです。

二人部屋や大部屋では、トイレがついていないので、共同トイレまではるばる足早に歩いて行かなくてはならない。そこに先客がいたら、おジャン。尿意や便意を我慢して、体をゆすったり、足をトントンして、待たなくてはならないのです。

個室だったら、自分の入りたい時に入れる。自分しか使わないトイレというのは衛生面でも安心です。粗相をしてもそれは自分なのですから、自分の気が済むまで綺麗《きれい》に拭き取ることができ、心安らかに使えます。共同のトイレですと、誰がしたか分からない粗相を拭き取ったり、汚れているのを我慢したりしなければならない。

こんなにトイレが重要なのに、病院側はトイレにあまり気を遣っていない場合が多いんですね。部屋自体はリフォームしてあっても、トイレは最低限の修理しかしていない。T大学病院のトイレも、何回かリフォームしているに違いないのだけど、古色蒼然《そうぜん》としており、壁や床のタイルはつやを失い、汚れていました。便器を新しいものに変えてあるのがせめてもの慰め。

病院側には、患者にとってはトイレが命だという切羽詰まった気持ちをぜひとも理解していただきたい。清潔で快適なトイレであれば、次回もこの病院に入院してもいいと思わせ、友達にも紹介してもいいと感じさせます。

というわけで、トイレを専有できることが個室の第一のメリットでした。そのほか、個室で過ごしてみると、いろんな長所があるんですよ。

第二に、自分のしたいことがいつでも自由にできることです。だから、ストレスがたまらない。それは、病気回復にとても大事な事柄です。たとえば、好きな音楽をかけて寝ていられる。私は宗次郎演奏のオカリナが好きでよく病室でかけていた。そんな時に回診の先生が入ってきて、音楽を耳にすると、

「よい音楽がかかっていますね。『コンドルは飛んでいく』ですね。楽器は何ですか？」

などという会話になります。私は楽器や奏者の説明をします。

また、少年合唱団リベラの「祈り～あなたがいるから」のCDを聴いていると、回診に来た先生が言います、

「癒しの音楽ですね。これは治療にいいですね。」

リベラの歌声は、澄んでいてそれでいて温かい。だから、聴いているとほっとしていつの間にか眠っていることが多いのです。

それから、私は大好きな落語のCDを何枚も立て続けに聴いていました。圓生、志ん生、志ん朝、三木助など。普段は比較することのない名人たちの落語も、こうして並べて聴くと、違いが分かり、それぞれの落語家の持ち味に気づかされたりします。

テレビもラジオも、好きな時に好きなものが見られたり、聴けたりします。眠れない夜は、ラジオの深夜放送をよく聴きました。深夜放送が充実しているのを発見したのも、入院中のことです。こういう気ままができるのも、個室ならではのメリットです。

第三に、診察に回ってくる先生に何でも言えること。他の人に聞かれる心配がないので、「ガスが出なくて困っている」とか「ここの傷が気になる」などのちょっとしたことでも相談できる。他人が聞いていると思うと、遠慮して聞けなくなることまで堂々と聞ける。

答える先生もリラックスしているので、適当な冗談も交えて答えることができる。

第四に、先生のみならず、看護師にもすぐに何でも言えること。「背中の真ん中あたりが痛いのですが、何か出来ていますか？　見ていただけます？」など、他人が聞いていると思うと、我慢してしまいそうなお願いも平気で言える。「汚れた髪を洗いたいんですが、一人では無理なので手伝っていただけます？」と、人が大勢いたら、申し訳ない気持ちが先に立って言い出せないことも、すんなりと言える。

それから、五番目には、睡眠時間が確保できること。夜は誰にも邪魔されずに、眠ることができる。他人と一緒の部屋ですと、具合が悪くて唸《うな》っている人もいれば、大いびきをかく人もいる。歯ぎしりをする人もいる。昼間、眠ろうと思っても、同室の患者の面会人が来たりしているのでやかましく、落ち着いて眠っていたりすることはできない。

というわけで、個室のよさを改めて認識させられました。私は、個室なんて贅沢で、ミエとお金のある人が占拠する部屋だと思っていましたが、出費の多さに代えられないメリットがあることに気づいたというわけです。嵩《かさ》んだ出費は、ストレスがない分、術後の回復が早まって早期退院ができるという福音で、見事に補てんできます。

まあ、何を優先させて部屋を決めるかは、病状にもよりますし、その時の懐具合にもよります。でも、少し無理をすれば差額ベッド代が出せないわけではないけれど、個室なんて贅沢だから遠慮という方は、一度個室をおためしあれ。「病院について一番良かったと思われる点は？」というアンケート調査の結果があります。[*3] 一位は「看護師に恵まれたこと」ですが、二位は「個室だったこと」が挙げられています。私だけではありませんでした、個室のよさを実感している人は。

そうそう、個室を割り当てられたおかげで、私はユニークで忘れられないお掃除オバサンに出会いました。ちょっと横道にそれますが、変わり種オバサンの話を聞いてください。

オバサンは、お掃除で私の部屋に入ってくる時は、

「ナカミちゃーん、グッモーニン（Good Morning）」

と挨拶をします。英語の発音は中々のものです。普通のお掃除オバサンとは全く違っていて、粋な感じがします。髪を綺麗に結い上げて鼈甲《べっこう》の櫛《くし》を飾りにさしています。六〇歳は過ぎていると思えるのですが、皮膚の色つやがよく若く見えます。彼女は、私の部屋に来ると、問《と》わず語《がた》りで自分の過去を語り出す。

「わたしさぁ、いいダンナと別れちゃってさぁ〜」

「なんで？」と、私。

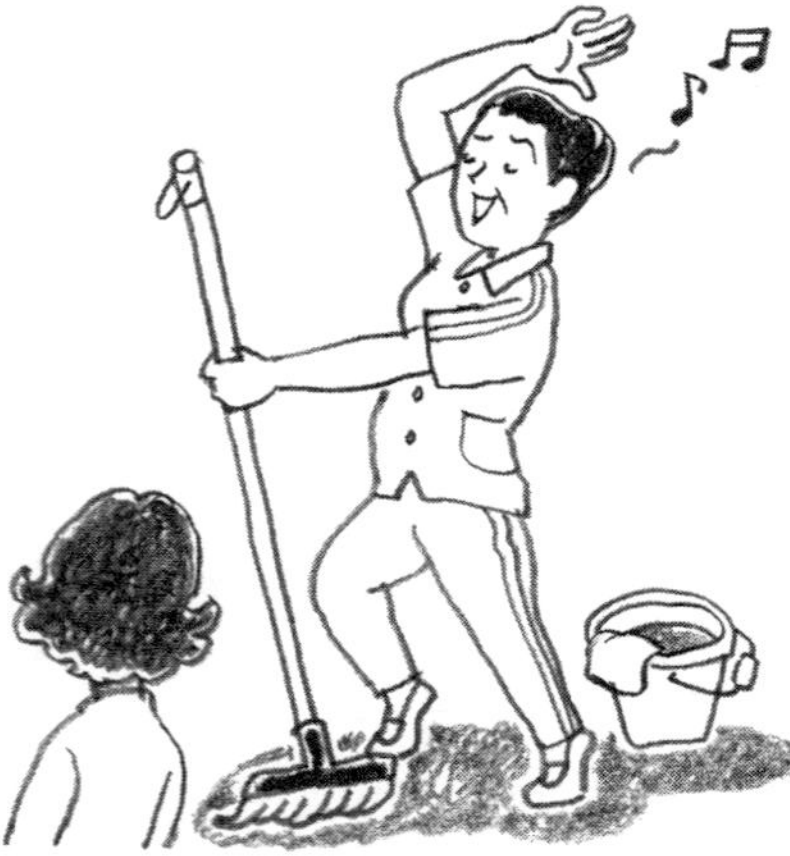

「私のわがまま！　ずっと外国を転々としている生活が嫌になったの。フランスのニースにもいたわ。スペインのマドリードにもいたわ。アメリカが長いのよ。でも、そういう生活が嫌になったの。日本にどうしても帰りたくなったの。それで、離婚して日本に帰ってきたの。ホントにいいダンナだったのよ。」

「うん、分かるなあ。日本に帰りたくなる気持ち。わたしも、中国に半年派遣されてた時、日本に帰りたくて一人で泣いたもの。ともかく日本っていうこの風土が恋しいんだよね。」

と、私は相槌を打つ。

離婚して突然日本に帰ってきても、職はない。オバサンは食べていく必要がある。それでお掃除オバサンになったのだろう。オバサンは、昔馴染《なじ》んだ英語が使いたくて仕方がないらしい。少し英語の分かる私を相手に嬉嬉《きき》として英語をしゃべる。私も、「フフーン、アイシィ（I　see）」などと適当に答えている。

時々、スペイン語も使って私にしゃべりかける。私はアリガトウを意味する「グラシアス」という言葉しか知らないから、それを唯一の武器に適宜相槌を打っている。オバサンは、私の部屋で思いっきりおしゃべりをして、ストレスを解消しているらしい。だんだんエスカレートして、お掃除のモップを持って、スペイン風の踊りを披露する。結構、さまになっている。

「上半身をこんなふうに固定させて踊ると、うまく見えるのよ。」

と講釈しながら踊っている。私が、家から持ってきたアンデスの音楽のCDをかけると、それにあわせて体を揺すって踊りつつ、

「これは難しい。リズムがあわない。」

と不本意そうに叫んで、踊りを中止し、モップでお掃除の方を再開する。

そんな調子だから、肝心のお掃除の方は、かいなでだけれど、最低限のゴミや埃はとっていく。ある時など、お昼過ぎに顔を見せて、

「午前中に回ってきた時、トイレを掃除するのを忘れた。」

と言って、トイレの掃除を始めようとしている。私は、本を読んでいて邪魔されたくな

かったので、

「今日はいいわ。明日、念入りにしてね。」

オバサンは満足そうな顔で帰っていった。「便器だけは、ゲェーの時、抱きついてもいいくらい綺麗にお掃除してね。」と、私にしばしば言われているので、オバサンは、私の部屋のトイレを思い出したに違いない。

オバサンのお掃除は、ぴっかぴかとは言い難いから、時々注意されているらしい。私の部屋に来ていきまいている、

「私をやめさせようったって、やめさせられるもんですか！」

そういう時のオバサンの顔には強い意志が秘められている。オバサンは、よほど私の部屋がリラックスできる場所らしく、「今日は面白い歌をおしえてあげるよ」と言って、紙を出して、民謡のなにやらちょっと下品な歌詞を書きつけて、歌ってみせる。「饅頭って分かる？」「うん、女性のあそこね。」「よく知ってるわね。よしよし。」と言ってオバサンはさらに下品な民謡の歌詞を書いて歌ってみせる。どこの出身なのか、必死に探ったけれど、清音を濁音に発音し、訛りがあるので、福島辺りかとも思えたけれど、分からない。

「どこの地方の歌？」と聞いても、オバサンはなぜか答えない。

オバサンは字がうまい。さらさらと漢字かな交じりのいい字を書く。きちんと教育を受けた人の文字だ。私は聞いた、

「楽器も弾けるでしょ？」

「うん、お琴。妹はマンドリンよ。」

「着物も似合いそうだなあ。」と私。

「似合うよ、外国にいた時は着物を着て宴会なんかに出るの。よろこばれてね。」

オバサンは遥か昔を懐かしむ目つきをした。

私の退院の日が近づいてきた時、オバサンは小さな花瓶を持って入ってきて、私に聞く、

「この花、生けかえていい？」

私が頷くのを見るやいなや、器用な手つきで、まだ持ちそうな花を選び出し、きびきびと茎を折って、新たに花を生けなおした。可愛いピンクの花ぞろいになった。オバサンなりの私への退院祝いなのだ。私は、オバサンと握手をして病院を出た。

四年後、膵臓腫瘍で入院した時、お掃除をする地味なオバサンに、粋なオバサンのことを聞いてみた。

「ああ、英語、ペラペラの変わった人ですね。もう二年前に定年になりました。」

大腸ポリープの内視鏡手術

オチョボ先生は最初から腫瘍が大きいので「開腹手術」と言っていましたが、内視鏡検査を担当したダンディ先生の意見を取り入れて、まずは内視鏡手術をするということに変更しました。オチョボ先生は、チームの医師の意見を取り入れる柔軟さを持ち合わせています。主治医が柔軟な考え方をしてくれることは、患者としてはありがたいことです。患者の意見もきちんとキャッチしてくれる医師である可能性が高いからです。

オチョボ先生は、変更を私に告げた後、言った、

「内視鏡で、取ったポリープの細胞検査の結果がよければ、あなたはそれで完了です。」

〝わあい、それで終わるに決まってる！〟無知な私は、大きなポリープはガンである可能性が高いことを知らなかった。はっきり写った茎からぷっつり切り取れば終わりに決まっている。私は、うきうきした気分になった。

いよいよ内視鏡手術の日。前日に二リットルの下剤を飲んでお腹をきれいにし、手術当日はさらに一リットルの下剤で念を入れて腸内清掃に努めた後、内視鏡手術を受けた。オ

チョボ先生と、ダンディ先生の二人が談笑しながら手術室にいた。

「僕は今日はお手伝いです。」

ダンディ先生がそう言った。

「麻酔をかけます。」と言われて、しばらくすると、何も分からなくなった。起こされると、もう終わっていた。一時間半くらいの時間が経過していた。オチョボ先生は、「これですね。」と言って、切除した毒キノコのような腫瘍を見せてくれた。「二九ミリあります。」と腫瘍の大きさを言った。大きな腫瘍の内視鏡手術は難しいと本で読んだ気がするけれど、実行してもらえたわけだ。

「切除した腫瘍を細胞検査に出します。結果が良かったら、これでお終《しま》いになります。」

オチョボ先生は、もう一度そう言った。私は、いいにきまっているとあらぬ自信を持った。こういうところが、私のダメなところです。いつも自分に都合のいい状態を想定するのです。最悪の結果まで予想して対策を立てておくのが本物ですね。私はルンルン気分で入院していました。切除の後は出来るだけ運動をした方がいいだろうと素人解釈して、病院の階段を昇ったり降りたり、屋上で駆け足までしてしまった。それを見て、オチョボ先生が注意した、

「駆け足などしてはいけませんよ。ワイヤーで留めてあるだけですから、それがとれたら大出血ですよ。」

「どうしよう。もう走っちゃったあ。」

「仕様がないですね、ま、何でもなかったんだから、いいでしょう。」

内視鏡手術の後、出血が少しあった。それを訴えると、オチョボ先生は、外来の始まる時間の合間を見てやってきてくれた。ベッドの周りのカーテンを閉めると、手早く「はい、リラックスして。ちょっと痛いですよ。肛門をゆったりして。」と言って、ゴムの手袋をした手で、中をぐりぐりとかき出した。二回ほどやってみてから、言った、「大丈夫でしょう。」

オチョボ先生は、それから、急いで外来の診察のために部屋を出て行った。こんなふうに、患者の訴えにすぐに対応してくれる先生は、患者からすると、涙が出るほどありがたい。

内視鏡で切除した細胞検査の結果がそろそろ出て来そうな時だった。教授回診の時に、トップの教授が私のお腹に手を置きながら、チームメンバーの医師たちに聞いた。

「細胞検査の結果はどう出そうかね？」

「流動性でしたから。」

と、ダンディ先生が答えた。〝「流動性」って？　いい方向？　悪い方向？〟私はダンディ先生の答えの意味する方向が分からなかったけれど、ガンだとは絶対に思いたくなかった。きっといいのよ、と、勝手に希望を持った。〝大きいけれどきっとガンじゃあないんだ、きっと。〟

でも、主治医のオチョボ先生は、口を閉ざして答えなかった。慎重居士であった。果たして病理検査の結果は？

病理検査の結果を聞く

細胞検査の結果は、内視鏡手術から四日後に知らされた。オチョボ先生は、私の顔を見ないようにして、俯《うつむ》いて私の部屋に来て、私を呼び出した。先生の様子から、結果が良くなかったことを察知した。

「悪かったんですね？」

部屋に入るなり、私は聞いた。先生は頷いた。そして、丁寧な説明をしてくれた。

「大腸の壁は粘膜、粘膜下層、固有筋層、漿膜《しょうまく》下層、漿膜の五層からなっています。ここまで詳しく言う必要はないのかも知れないけれど、粘膜の下には粘膜筋板があって、そこから一ミリ以内の浸潤だったら、よかったのですが、あなたの場合は、五ミリの浸潤が考えられます。その場合にはガン細胞がリンパ節転移を起こしている可能性が、一〇人のうち一人あります。一〇人のうち一人の確率ですが、開腹手術をしてリンパ節までとったほうがいいでしょう。」

がーん！　やっぱり開腹手術が必要になってしまった。だったら、最初から、開腹手術をすればよかった。だけれど、これは結果論に過ぎない。内視鏡手術だけで終わる可能性だってゼロではなかったのだから。その場合は、最初から開腹手術をしていたら、やりすぎの手術ということになるではないか。

だが、待てよ、リンパ節転移を起こしていない人が九〇％の確率で存在するわけだから、私もリンパ節転移を起こしていない可能性のほうが高いわけだ。その場合には、このまま終わりにしてもいいのだ。ともかく、私は体に負担の大きい手術を避けたかった。ベッドの上で手術をしない方向の検討を始めていると、回診で回ってきたチームメンバーの背の高い先生が言った、

「山口さんがもう引退して寝たきり老人になってもいいという時であれば、再度の手術は勧めません。でも、まだ現役でたくさん働かなくっちゃならないんですから、手術をお勧めします。完全に治しておいた方がいいですよ。」

私は、とりあえず素直に頷いておいた。ガンを切除した後の大腸断端は陰性であったけれど、ガン細胞が粘膜筋板に五ミリも浸潤している。このままでは再発・転移するリスクがありそうだ。オチョボ先生は、最初から腫瘍の大きさから見て、ガンだと判定し、開腹手術を主張していたのだと思われた。

それにしても、細胞検査の結果、私は「S状結腸ガン」であることが判明してしまった。良性腫瘍に違いないという、願望を交えた予想は見事に裏切られた。私は、崖から海に突き落とされたように、がっかりしてしまった。

私は、時間をかけて気持ちを立て直し、ようやくガンである事実を受け止め、前向きに対処する気になった。〝リンパ節への転移があり、抗ガン剤治療が必要と言われたら、従おう。抗ガン剤治療は、大腸ガンの場合は一年間も続くけれど、頑張ろう。〟この時は、抗ガン剤がすべてのガン治療に有効であると一般に信じられていた時期でした。

私は、二週間後に開腹手術を受ける予約をして、ひとまず退院した。帰り道に、私はガン関係の一般書を書店で四冊買って、自宅に着くやいなや早速読んだ。リンパ節転移が一〇人中一人は起こるという数字が気になっていた。九人はリンパ節転移がない。とすると、手術を受けなくてもいいのではないか。私は、またしても願わしい方向に自分を当てはめ始めていた。手術の必要性を、他の医者に聞きたい気がする。いや、聞くべきだ。

セカンドオピニオンがほしい時

私は、自分を納得させるために、セカンドオピニオンを仰ぐことにしました。病理検査の結果だと、九〇％の割合でリンパ節転移の可能性はないというのだけれど、それでも開腹手術をした方がいいのかどうかを確認したかったのです。二回目の手術を受けずにこのまま終わらせることだって、「あり」なのだ。セカンドオピニオンを受けてみよう。

T大学病院にセカンドオピニオンを受けたいのだけれど、どうしたらいいのかと聞いてみると、なかなか厄介なんですね。まず、主治医の先生に「セカンドオピニオンを受けたい」と申し出て相談し、主治医の書いてくれた紹介状と検査結果のデータを持ってセカンドオピニオンを仰ぎに行く、という手続きを踏まなければならないとのこと。

「自分で自由にセカンドオピニオンを聞く病院や医者を選んでいいんじゃあないんですか？」と、私が聞くと、

「主治医が指定した医者のところに行くことになっています。」とのこと。

それでは、セカンドオピニオンを求められた医者だって、主治医の意見に同意するに決

まっているではないか。セカンドオピニオンの独立した意見は聞けないことになってしまう。公的医療機関の出すパンフレット[*4]には、「セカンドオピニオンを聞きたいので、紹介状やデータをお願いします。」と担当医に言えば、「多くの医師はセカンドオピニオンを聞くことは一般的なことと理解していますので、快く資料をつくってくれるはずです。」とある。でも、これは、理想の姿。実際はこうはいきません。

医者だって生身の人間ですから、セカンドオピニオンを聞きたいと言いだされて、ムッとしないわけはありません。理性的な医者であれば、感情をぐっと抑えてセカンドオピニオンを許すでしょう。でも、心の中では「自分は信用されていないのか！」と思い、面白くないに決まっています。

セカンドオピニオンを苦労して受けた結果、主治医と同じ意見なので手術になったとします。いささか感情を害している主治医がどうしてその患者の手術を心を込めて行なうことができましょうか？　患者も心にいささかのわだかまりを持っています。医者と患者の間に生まれた心の隔たりは、以後の治療にも影響を与えます。

現在のセカンドオピニオン制度は、気軽に他のお医者さんの意見も聞いてみようなんていう場合には、まことに利用しにくい制度なのです。手数料さえ払えば、患者のデータを事務レベルでスムーズに出してくれ、他の病院に持っていけるようなシステムにしなければ、本当のセカンドオピニオン制度は実現しません。

現状では、セカンドオピニオンという制度は、実質的には、病院を変えたい時に利用するものにしかなっていないのです。

私は、オチョボ先生を信頼しています。ただ、どうしても手術が必要なのかどうかを第三者の医者に聞いてみたいだけなのです。とすると、オチョボ先生に知られずに、プライベートなレベルで、第三者的な医者に手術をしたほうがいいのかを聞いてみる方法しかありません。

オチョボ先生が毎回手渡してくれる簡単な検査結果をもって誰かに私的に意見を聞いてみよう。そんな時には、かかりつけ医が一番なのですが、私は病院選びの件でかかりつけ医に不義理をしている。この際申し訳なくて顔が出せない。

〝かかりつけ医がNGだと、どこに行くか？　そもそも初診で行った医院や病院で、医者が検査結果を見て意見を言ってくれるだろうか？　そういう医者を探すのは、難しそうだなあ。第三者の意見なんていらないか。手術を受けちゃえばいいんだから。でも、やっぱり無駄な手術は受けたくない、手術するなら納得して受けたい。〟私は、くよくよと思い悩んでいた。

考えているうちに、都合のいい答えが出てきた。〝隣家の開業医の先生に頼めばいいんだ！〟私の家の両隣は、医者の家なのです。右隣が勤務医のご自宅、左隣が開業医のご自宅です。開業医の先生は、少し離れた別の場所に医院を開いています。奥さんは、アメリカ人で明るく陽気。私は、時々垣根越しに奥さんとおしゃべりをしている。私は、彼女にご主人の開業している医院を教えてもらって、ご主人にプライベートレベルでの意見をいただくことにしました。

夏の日差しがぎらぎらと照りつける中を電車に乗って医院に行きました。患者で満員です。二時間待ってようやく私の番になりました。普段は隣の家で芝生を刈り込んだり、まめに子供たちの世話をしているご主人に向き合うと、照れくささが先に立ちました。〝あれ、ずいぶん長男の顔に似ている！　ああ、逆だ、長男が父親に似ているんだ。〟

隣のご主人は、私の病状の説明用紙を見ながら、医者の声を出して言いました、

「リンパ節転移の確率は一一％ですから、私も手術を受けることを勧めますね。」

一％リンパ節転移の確率が増していたけれど、この発言で、私は開腹手術を受ける覚悟ができました。

ちなみに、この後、かかりつけ医との関係を修復し、現在に至っています。かかりつけ医との関係は、常に良好にしておくべきでした。そしたら、簡単に手術の必要性を聞くことができたのです。

術式と手術のリスクの説明を受ける

T大学病院では、手術になると、その術式と手術のリスクを説明してくれます。家族も同席して執刀医から説明を受けるわけです。万一、こうした説明がない場合には、病院側にぜひ説明の要求をしてください。リスク説明などは、聞くだけ手術が怖くなりますが、説明を受けないよりは、用心すべき箇所が分かって、心構えができます。

大腸ガンの時は、すでに述べましたように、二回も手術をする羽目になりました。一回目は内視鏡手術で患部の切除。これは簡単な手術なので、本人に説明するだけでした。この手術で切り取った患部の病理検査の結果、リンパ節転移の可能性が一〇%残っているということで、もう一回入院しなおして大腸の部分切除を行ないました。この時は、家族同席で、執刀医のオチョボ先生から術式と手術のリスク説明がありました。

「術式は、開腹手術と腹腔鏡下手術の二つがありますが、あなたの場合は、まず、腹腔鏡下手術でやってみて臓器が取り出しにくかったりしたら、開腹手術に切り替えることにします。」

私は、傷口は大きいけれど、確実な開腹手術でもいいと思っていたので、了解しました。

次にリスク説明に移りました。オチョボ先生は、いつでも冷静です。

「第一に出血多量により血圧の急激な降下が起こることがあります。その場合には、昇圧剤を用いるか輸血の必要があります。」

私の頭の中は、めまぐるしくオチョボ先生の言葉に反応しています。〝輸血は避けたい。輸血後の拒絶反応も怖いではないか。最近は減ったようだけど、C型肝炎などの感染リスクもあるしなあ。親しい同僚が輸血によるC型肝炎が原因で亡くなったもの。C型肝炎から肝硬変になって、最後は肝臓ガンになって亡くなった。〟

オチョボ先生は、説明を続ける。

「第二に感染症のリスクです。第三に縫合不全のリスクです。縫合不全は大体三%くらいの割合で起こります。」

〝術後の感染症か。外科手術である以上、感染症は皆無にはならないよなあ。でも、尿路感染なんて、怖い。縫合不全は悲惨だあ。〟

オチョボ先生は、縫合不全だった時の対処法を詳しく説明し始めた。

「縫合不全の場合は人工肛門をまずつくって、四か月から六か月経ったら、自然肛門をつくるという手順になります。」

〝なんだか恐ろしいぞ。大腸の手術なのに、下手すると、人工肛門までつくっておまけにそのあと自然肛門にやりなおすのか。だから、手術は嫌なんだ。そういえば、お年寄りが人工肛門を自然肛門につくり直したら、腸閉塞になって亡くなってしまった話を聞いた。また、人工肛門を自然肛門にしたら、いつも便意を感じて困っているお年寄りの話も聞いたことがある。年をとったら、人工肛門のままにしておいた方がいいのかしら？　でも、人工肛門にしても、自然肛門にしても、できたら受けたくない手術だなぁ。〟

私の脳内は、人から聞いた話や身近に起こったことを思い出してめまぐるしく信号のやりとりをしていたけれど、手術がどんどん恐ろしく思えてきたことだけは確かであった。ただでさえ、手術をしたくないと思っている患者にとっては、リスク説明はまじめに聞けば聞くほど手術の恐ろしさを際立たせます。でも、聞かないよりは聞いた方がいい。手術は覚悟して受けるものだからです。

医者の側にすれば、医療事故を責められる時代なので、こうしたリスク説明が必須なのでしょう。現代では、医者と患者はシビアな関係になっているんですね。

執刀医の実力を知る方法

手術に際して、執刀医の力をあらかじめ知り、信頼して手術台にのぼることができるのがベストです。でも、「執刀医の力などどうやって知るの？」と怪訝な顔をなさる方もいらっしゃるでしょう。そんな大変な方法を駆使するわけではありません。口コミとネットを利用すれば、意外に簡単に執刀医の実力を知ることができます。

大腸ガンの手術の時の執刀医はオチョボ先生です。オチョボ先生は、そもそも仲間の医師の紹介ですから、その時点で合格です。仲間の医者が紹介するということは、仲間内での人望が厚く、腕が確かということですから。

さらに、私はネットでオチョボ先生の専門分野や論文を検索しました。オチョボ先生には「左半・S状結腸切除術」など、まさに私の腫瘍部位の切除方法についての論文がありました。私の手術はオチョボ先生の専門中の専門です。その他のオチョボ先生の論文を見ても、多くが「手術法」そのものに関する考察をしたものです。「術前画像診断に基づく大腸癌手術」の論文もあります。画像を見て実際の手術をイメージしている先生なのです。

私の大きな腫瘍の画像を診て、おそらく手術方法まで考えていたに違いありません。「開腹手術になるでしょうね。」という発言は、それを裏付けています。オチョボ先生が、大腸腫瘍手術に関するスペシャリストであることは明らかです。オチョボ先生の手術はほとんど心配をする必要がありません。

ただし、弘法も筆のあやまりのようなことが起こらない保証はありません。いかなる名医といえども、体調不良の時もあります。何かほかの悩みで頭がいっぱいということもあります。全くミスが起こらないという保証はないのですが、名医の場合は、そういう危険因子の潜む確率が極めて低い。だからこそ、名医なのです。

そんなことを考えて、大腸ガンの手術の前日、ベッドに横たわっていると、私の病室に突然白衣を着た、人のよさそうな医師がひょこひょこと入ってきました。とっさに誰であったか思い出せずに、私はあいまいな笑みを浮かべました。オチョボ先生を紹介してくれたキサク先生でした。ニコニコと気持ちのいい笑顔を見せて、親しみやすさを体全体から発散していました。キサク先生は、今は、T大学病院の別のセンターに勤務しているので、日常会うことはありません。

「あら、今日は、どうしてこちらに？」

「ちょっと用があったものですから。」

私は、不意打ちを食らってあたふたし、お礼の言葉もうまく言えず、ぺこぺこと頭ばかり下げていました。キサク先生は言いました、

「明日、手術ですね。あの先生なら、絶対に大丈夫ですから、安心して手術を受けてください。」

オチョボ先生の手術の実力を再び保証してくれた。オチョボ先生は、先輩医師からの折り紙つきの執刀医です。

「はい。信じていますので。」

私も笑顔で答えると、キサク先生は、満足そうに頷いて、部屋から出て行きました。なんて患者への気配りのある先生なのか。患者の不安な気持ちを察知して、安心して手術を受けられるようにわざわざやってきてくれたのです。ずっと前からの知り合いでもなく、まだ浅いつながりなのに、こんなふうに患者のことを思いやってくれる。こんなに気働きのある患者思いの先生がT大学病院にいるんです。

腹腔鏡下手術とその後の不養生

キサク先生の励ましを受けた翌日、私は、オチョボ先生チームの腹腔鏡下手術を受けました。臓器がうまく取り出せない時は、開腹手術に移行するとあらかじめオチョボ先生から告げられていました。

手術そのものの進行は、硬膜外麻酔と全身麻酔がかけられている患者が知ることはできない。付き添いの家族には、手術直後に切り取った臓器が見せられる。家族はのちに私に言った、

「大腸の切ったところを見せられちゃったよ。先生が『二〇センチくらい切りましたけど。あれっ、空気に触れて少し縮んだなあ』とか言ってさ。見たくなかったなあ。気持ち悪いよ。豚モツが食べられなくなった！」

切除された毒キノコや大腸のきれっぱしは、どう考えても美しい物ではない。

手術は、腹腔鏡下手術だけで無事に終わった。開腹手術はしなくて済んだのです。看護師が傷口を見て「ちっちゃ」とつぶやいていたので、普通よりずっと小さい切り口ですん

だのだろう。三センチ五ミリの切り口であった。オチョボ先生の満足そうな顔にも、成功した手術であったことが見てとれた。

「先生、すごく小さな切り口ですみましたね。ゴッドハンドですね。」

と私が言うと、オチョボ先生は恥ずかしそうな笑みを浮かべて、オチョボ口で、

「いいや、それだけの小さな切り口ですむような体だったのです。」

と、謙虚に答えた。〝そうか、医者から見ると、手術には、やりやすい体とやりにくい体があるのか。〟これは、患者には分からなかったことだ。脂肪の少ない体は概して手術がやりやすいらしい。

オチョボ先生の手術がうまかったことは、チームメンバーの発言からもうかがえた。チームで一番若く、切り絵の得意な先生は、回診時に言いました、

「手術の時、たった五〇ccしか出血しなかったんですよ！　五〇ccですよ、すごいですね。」

手術後三日目に教授回診があった。キリエのうまい先生が私に聞く。

「山口さん、もう水は飲んでみましたか？」

「いいえ。だって、マイ・ゴッドの許可が出てないんですもの。」

私のお腹を診ていたトップの教授は、つぶやいた、

「神様か。」

そうなのだ、患者にとってうまくいった手術の執刀医は神様に見えてしまう。オチョボ先生は私の発言を聞いて、笑いながら前へ進み出て言った、

「今日から水は解禁ですよ。お昼から汁粥にしましょう。」

オチョボ先生は、いつでも控えめなので、医師たちの一番後ろに立っていることが多い。慎重で余分なことを言わずにじっと控えている医者が、執刀医のオチョボ先生だった。

手術後四日目には、便が出ないで血の塊が一滴・二滴という程度だけれど、出続けた。回診の時にオチョボ先生に訴えると、「大丈夫でしょう」と答えたけれど、回診が終わってから、私の部屋に現れ、すぐに診てくれた。前と同じようにゴムの手袋で肛門から血の塊をかき出して、前とは違って慎重に「様子を見ましょう」と言った。先生にかき出された血の塊の後、うまく排便ができた。それを告げると、先生はほっとした顔をして念を押した、

「ちゃんと便が出たんですね。」

S状結腸ガンの腹腔鏡下手術も、こうして無事に終わった。結果は「リンパ節転移な

し」。早期ガンで無罪放免ということになりました。

「もう大丈夫です。」と言われた時のうれしさは、忘れられない。でも、決して前と同じような生活をしてはいけなかったのです。私は、完治したと信じ、前と同じように思いっきり仕事をしてしまったのです。ガンという病気をきちんと理解していなかったためです。リンパ節転移は免れたとしても、血行性転移の可能性は残っているし、別の場所に新しくガンが発症することだってあるのです。

大腸ガンの手術から三年四か月が経った。私は、二〇一三年に入ると、お正月を過ぎたあたりから妙に疲れを覚え始めた。テレビ出演の仕事も辞退してしまうほどくたびれていた。〝年をとったもんだ。〟そう思いつつ、肩甲骨のあたりが痛いので、腕を回したり体を後ろに反り返らせたりしてみた。〝年賀状で手を酷使したせいかもしれない。〟指圧に行ってみたけれど、背中の痛みは一向に改善しない。けれども、一か月くらいすると、背中の痛みは薄らいでいた。そのうちに夜中に胸のあたりが痛む。心臓が悪いのかもしれないと思って、心臓の検査を受けてみた。何でもない。

こうしてすごしているうちに、大腸ガンの検診の日がやってきた。果たして「異常なし」で、通過できたでしょうか？

の疑いが浮上した時です。

家に帰ってから、ネットで情報を得ると、「CA19―9」は、膵臓ガンの時に上がる数値でした。〝何かの間違いだろう、次回は下がるに決まっている。〟と、例によって私はまた願わしい方向に解釈しました。でも、以前ほど楽天的ではなく、膵腫瘍の可能性が低くなるようなことは何でも実行してみようと思いました。

女友達が受けている電磁波療法も受けてみました。彼女も、私と同じく大腸ガンでしたが、そのあと肝臓に転移し、肝臓の摘出手術を受けた後、試みている民間療法です。

すると、二週間後の検査では「CA19―9」の数値が少し下がって「98」、さらに二週間後の血液検査では「90」に下がっているではありませんか。〝もしかしたら、電磁波療法が効いているのかもしれない。〟オチョボ先生はそれらの数値を見て言いました、

「変ですね。数値が10ずつ下がっている。でも、心配だから超音波検査を受けてきてください。」

超音波検査でも異常は見つからない。腫瘍マーカーの数値の上昇以外には、CT検査・超音波検査では、「異常なし」なのだ。考えてみれば、膵臓は背中から取り出したほうが早いなんて言いたくなるほど奥まったところにある。前からみると、膵臓は胃に隠れてい

て見えない。さらに、膵臓は十二指腸・肝臓・胆囊・胆管・大腸・小腸などの主要な臓器に囲まれるようにしてささやかに存在している。長さは一五センチ、厚さは二センチほどの小さな臓器。「見えてたまるか」と言わんばかりに隠れている臓器なのだ。だから、なかなか膵腫瘍は発見できない。発見された時には、だいたい手遅れ状態になっている。

オチョボ先生は、今度はPET検査を受けるようにと、私に指示した。三週間後にPET検査の結果が出た。

「膵体部に異常が認められる。」

膵腫瘍の存在が一気に高まりました。腫瘍マーカーの数値の上昇が認められてから、一か月半が経過していました。血液検査による「CA19―9」の数値も、「94」。前回よりも僅かですが、上昇しています。

オチョボ先生は、言った、

「もう一度、すぐに超音波検査を受けてきてください。」

超音波検査では、やはり異常は見つからない。先生はさらにMRI検査を受けるようにと予約を入れてくれた。MRI検査の結果は、実に詳しかった。

「膵体部に一センチメートル大の腫瘤を認め、膵尾部に萎縮が認められる。膵臓ガンが疑われる。」

ああ、膵臓ガンの疑いまで顕在化してきてしまった！　私はPET検査の結果を知ってから、だんだん必死になり始め、電磁波療法の他に、済陽《わたよう》高穂さんの主唱する済陽式食事療法[*5]も始めていました。それなのに、三週間後の血液検査の「CA19—9」の数値は、さらに「105」になって上昇しているではありませんか。〝う〜ん、困ったのう。じゃあ、もっと厳しい食事制限のある星野式[*6]の食事療法に変えてみるか。〟

食事は野菜中心にして、塩分を控え、動物性のタンパク質と脂肪の摂取を控える。赤と青の野菜ジュースを朝昼晩の食事ごとに作って、一日に三回、合計一八〇〇ccずつ飲みました。野菜ジュースの量が半端じゃない。それに、じゃがいも・小松菜・キャベツ・大葉などでつくる青の野菜ジュースがまずいんですね。飲んでいるうちにトイレに行きたくなる。

でも、三週間後の血液検査を見ると、「CA19—9」の数値は「89」！　〝効くのかも〟と思わせます。

オチョボ先生は、下がった数値「89」を見ながら冷静に言いました、

「少し下がっても、数値は上限値を上回っています。」

そりゃそうだ。オチョボ先生は、「この病院には膵臓専門のいい先生がいます。」と言って、私を消化器内科に回しました。消化器内科では、超音波上部消化管内視鏡検査（EUS）を受けさせられました。胃袋の壁に内視鏡を押し付けて膵臓の状態を浮かび上がらせる検査です。結果は、

「膵体部に一五ミリ大の腫瘤を認める。」

こうして、膵腫瘍は、大腸ガンの術後検診の時、「CA19―9」の上昇でキャッチされ、その後のPET検査・MRI検査・EUS検査で、その姿を次第に明らかにしてきました。CT検査や超音波検査は、私の場合、無力でした。

私は、翌週には消化器外科の膵臓専門の医師のところに回されました。腫瘍マーカーの上昇から三か月が経っていました。若くてガッシリした体つきの外科の先生は私を見るなり、名前確認してから、早口で言いました、

「ええと、どこまで聞いているのかなあ？」

「膵体部に一五ミリ大の腫瘤があるところまでです。」

「聞いているのね。今日はあなた一人で見えたのですか？　ご家族の方は？」

「私一人です。」

「八月五日入院、八月一三日手術の予定です。」

〝えっ!?〟私は心の準備ができていませんでした。でも、膵臓の腫瘍は進行が速いということだけは知っていたので、「わかりました」と答えたものの、心には迷いがありました。腫瘍マーカー「CA19―9」の数値もあまり高くないから、ガンじゃあなくて良性腫瘍かもしれないという、例によって患者特有の甘い考えが脳裏をよぎっていたのです。とくに腫瘍マーカーの数値は現在「89」に下がっているし…。手術を逃れたい気持ちがむくむくと頭をもたげてきました。手術を恐れる気持ちは次第に強くなってきました。

せっかく腫瘍マーカーの上昇で膵臓に腫瘍のあることが判明したのに、私は手術を受けたくなかったのです。大きなリスクを伴う手術をしなくても、民間療法で腫瘍は消失するのではないかという淡い期待があったからです。一体、どうすべきなのか?

手術をするか、しないか？

患者というのは、もともと「手術」という、命の保証のない医療行為を避けたいという心理を持っています。

私も、手術予定に同意したものの、本当に手術が必要なのかを疑っていました。良性なら放っておいても大丈夫ではないかという思いが絶えず頭の中を行き来していました。手術をすると、合併症の起きる可能性がある、院内感染の可能性だってある、そもそも手術に耐える体力があるのか、などと、いろんな心配が頭をもたげてきました。私の知り合いが肝臓の手術そのものは成功したのに、院内感染で亡くなっていることまで思い出して、手術に対する恐怖心がいやがうえにも煽りたてられました。大腸ガンの時には感じなかった恐怖心です。膵臓の手術は内臓の中では一番難易度の高い手術と言われているせいかもしれません。

そんな迷いの真っ最中に、勤務先の廊下で気の合う同僚Dさんにぱったり出会いました。最大手の広告会社の社長から大学教師に転身した同僚です。彼は、ゆったりした口調で言

いました、

「山口さん、手術なんてやめなさいよ。僕の友人にKという人がいる。知ってる？ かなり有名ないい医者だよ。僕はとても彼を信用している。中学時代からの友達なんだ。紹介してあげるよ。行ってらっしゃい。」

Dさんは、超売れっ子のK先生にただちに連絡を入れ、翌々日には私が会うことができるような算段をしてくれました。入院予定日の四日前のことです。私は紹介されたK先生の本を読んでいないのは失礼だと思い、『がん治療で殺されない七つの秘訣』（文春新書）、『医者に殺されない47の心得』（アスコム）、『がん放置療法のすすめ』（文春新書）などを読破しておきました。[*7]

K先生の考え方は、一言でいうと、こうです。良性のガンは「がんもどき」であるから、放っておいても転移することがなくやがて消失していく。悪性のガンは、本物の「がん」であるから、どんな治療をしても治らない。だから、どちらの「がん」であっても、放置しておくのが一番いいという主張です。「がんもどき」なんて、なかなかインパクトのある洒落た命名ですね。

当日、私は、手元にある自分の膵臓腫瘍関係のデータを持って、K先生のもとを訪ねました。一時間半待たされたけれど、とにもかくにも会ってくれました。K先生は、私の顔をあまり見ずに、また膵臓の状態もあまり聞かずに、データもほとんど見ずに、顔を両手でこすりあげながら、言いました、

「膵臓ガンは手術しても助からない。手術はしなくてもいいでしょう。まあ、そのままにして余命に任せるのがいいでしょう。」

先生は、手術した時に起こる腹膜転移や局所転移の可能性を紙に書いて説明してくれました。〝手術って怖い〟という気持ちが煽られました。〝それにしても、K先生のご意見は、厳しいのう、生きる希望もなくなっちゃう。このままにして死になさいってことだもん。〟

私は、呆然としながら、K先生との短い面接結果を、同僚のDさんに報告しました。Dさんは、

「あんたはそんなことを言われても、にこにこ笑って僕に報告をしてくれるなんてすごいね。」

と、半ばあきれた声で褒めていました。

確かに、K先生が著書で指摘するように、手術をして初めてお金になる日本の医療制度には問題があります。だから無批判に手術を受けるということは医者を儲けさせるだけだ

という意見にも一理あります。私は、がっかりしながらも、手術を受けない方向に心が傾き始めていました。

考えてみると、T大学病院で、手術が必要な理由をなんら説明されていなかったことに気づきました。私の方でも、今の膵臓の状態は緊急に手術をしないといけないのか、他の治療の選択肢はないのか、をきちんと聞くべきだったのです。そうしたやり取りがなく、あまりにも突然に膵臓の手術日程だけが提示されてしまったのです。手術の必然性が分かっていない状態で、K先生の意見がすうっと入り込んできたのです。K先生の意見は、そもそも手術を受けたくない患者の心に寄り添っているのです。私の中では、手術を受けても仕方がないという気持ちが勝ち始めていました。

帰り道に、私の家の右隣に住む勤務医の妹さんにぱったり出くわしたので、私はこんな報告をしました。

「今、K先生にお会いしてきたんだけど、手術受けるの、よそうかなあと思ってるのよ。」

彼女は、K先生のことはテレビで見て知っていました。

「まあ、いろんな考え方があるから、何とも言えないけど、兄は何て言うかしら?」

と、勤務医であるお兄さんを引き合いに出しました。彼女は、早速お兄さんに報告したらしく、お兄さんは膵臓ガンの手術を受けた人の体験を書いた私家版の冊子を届けてくれました。

その冊子には、「手遅れにならずに膵臓ガンの手術を受けてよかった」という七二歳の患者の元気な日常が記されていました。読んでいるうちに、私の心に、揺り戻しが起こり始めました。〝やっぱり手術を受けたほうがいいのかなあ。〟手術を受けるべきか、否か。迷いのど真ん中で、私は立ち往生していました。

＊

翌日は、K大学医学部の先端医科学研究所の教授に私的にセカンドオピニオンを聞きにいく日でした。ハッパ先生が教授を紹介してくれたのです。教授は温かみのある、見るからに篤学の士といった感じです。私の膵臓の状態をよく聞いてから穏やかな口調で言いました、

「僕は自分の家族があなたと同じ状態になったら、どんなことをしても手術を受けさせます。膵臓の腫瘍は手術するタイミングを逸してはいけないのです。手術の合併症の心配もよく分かりますが、早期に発見できたことは千載一遇のチャンスなのです。」

私の心は、再び大きく揺れました。手術しなくては千載一遇のチャンスを失ってしま

う！「千載一遇」という言葉が私の心に楔《くさび》のように食い込んできました。チャンスは逃《のが》すと二度とやってこない。手術するのか、手術しないのか？　私は決断を迫られました。目の前にいるセンザイ先生に疑問をぶつけてみました、

「手術しないで、このままでいると、どうなりますか？」

「一年もすると、余命何か月と言われてしまう状態になるでしょう。」

なあるほど。でも、膵臓ガンだと手術したって長くは生きられないことが多いのだ。だったら、手術をしなくても…。私は、まだ手術する決断ができずにまごまごしていました。

その時、私の脳裏に五六歳で逝ったスティーブ・ジョブズのことがクローズアップされて来ました。ほら、アップル社の創業者のスティーブ・ジョブズ。彼は、ご存じのように、膵臓ガンで亡くなりました。最初に膵臓ガンが発見された時、彼は手術を拒み、代替医療（現代西洋医療にとって代わる医療）を選択しました。米国では、日本と違って代替医療を八割のアメリカ人が選びます。*8 ジョブズは、代替医療を受けていたけれど、膵臓ガンは大きくなり始めてしまった。この時点でジョブズは手術を受けたのだけれど、もはや膵臓ガンは肝転移を起こしており、生き延びることは見込めない状態になっていた。ジョブズは死ぬまで、最初に手術を受けるチャンスを逸したことを後悔していたという。

私も、手術のチャンスを逸してしまうのではないか。手術を受けるべきだ。ジョブズの後悔を後に生きる人間は生かしていかなければならない。ジョブズを思い出したことで、向かいに座っているセンザイ先生の意見が正当性を持って私に迫り、私に手術の決意を促しました。

帰りの電車の中で、私の考えはだんだん一つの方向に収れんしていきました。K先生が言うように、手術はどうせ無駄だからこのまま放置して死を待つという考え方もある。でも、自分を顧みると、「座して待つ」ことが最も苦手なタイプの人間だ。ダメでもともとなら、やってやろうという「だめもと」主義の人間だった。手術は無駄かもしれないし、そのせいで命を落とすかもしれないけれど、どうせ死ぬなら、「やってやろう（手術を受けよう）」と思う気持ちが頭をもたげてきたのです。「生きる」ことに、もう少しポジティブな努力をしてみたい。努力しないで終わるのは、やっぱり私の心情に反する。

K先生の真に言わんとするところは、無自覚に医者の言うなりになっている現状に対する批判なのだと思えてきました。裏返してみれば、「手術を受けるのなら、覚悟をして受けなさい」という意見でもあると思えてきました。

私は、愛読書『今昔物語集』の少年の話を思い出しました。大水に見舞われ、少年は木の枝につかまって難を逃れた。ところが水が引いてみると、少年はとてつもなく高い樹木のてっぺんの枝の上にしがみついていたのだった。ちょっとでも身動きすると、ゆらゆらと揺れて枝が折れて墜落しそうであった。樹木は高い峰から谷底に向かって突き出ていて人がたやすく助けることができない。村人たちは、なす術もなく少年を見上げている。少年は叫んだ、

「このままいれば、力尽きて落っこっちゃうよ。みんなで網をたくさん集めてそれを広げて、僕を受け止めて。どのみち死ぬならやってみる。」

村人は協力して幾重にも重ねた網を広げてやると、少年は三〇メートル下の網をめがけて飛び降りて九死に一生を得たという話。私は、この少年の心意気が好きでこの話を愛している。「同じ死ぬならやってみよう」というチャレンジ精神が人間を奮い立たせます。

〝私も手術を受けよう。このままいても余命は短いので、チャレンジしよう。「生きる」ことに、積極的な努力をしてみよう。〟入院予定日の二日前にようやくできた決心でした。

K先生を紹介してくれたDさんには「手術を受ける」という自分の決意を書いたメールを送り、「しっかり考える機会をもらえた」ことに感謝しました。Dさんからの返事も素晴らしかった。手術を受けることを決断したことをたたえ、頑張るようにという応援まで

してくれたのです。

手術を勧めてくれたセンザイ先生には、おかげで手術を受ける決心ができたことを告げ、心から礼を述べた。センザイ先生は、「手術のリスクがあるのに、自分の主張を強くおしつけてしまったのではないかと反省している。」という謙虚なお返事をくださった。「治療について迷うことがあったら、遠慮なく連絡を」というありがたい言葉までいただいてしまった。

手術を受けるか？　受けないか？　ガン患者の直面する大きな問題の一つ。私のように、迷いに迷って「手術する」という選択肢を選ぶ人間もいる。どんな決断にせよ、自分の価値観・人生観にきちんと沿った形のものが一番納得ができます。

＊

なお、手術の予約が取れている場合、その予約を早々とキャンセルしてはいけません。人気のある病院では、なかなか手術の予約はとれないのですから。手術予定日ぎりぎりまで考えて決断すればいいのです。後で登場するオジサン患者のように、入院してから手術するかキャンセルするか考えている人もいましたよ。

手術の実力は？

さて、肝心の膵腫瘍の手術力は、どうでしょうか？　膵腫瘍の手術は難易度の極めて高い手術です。オチョボ先生は、私を消化器科に回す時に、こんなことを言いました。

「この病院には、膵臓専門のいい先生がいますから診ていただきましょう。」

この一言は、私に大きな安心感を与えてくれました。仲間が「いい先生」と保証しているのです。さらに、私はネットで調べてみて、驚いてしまいました。

T大学病院は膵腫瘍の手術ではトップレベルの病院だったのです。手術件数は、全国レベルになっても、最上位クラスに入っています。[*9] 手術件数の多さは、ほぼ技術度の高さに比例しています。さらに、T大学病院での膵臓ガンの手術後の五年生存率は、極めて高いのです。ガンの進行度の高いステージⅣａの膵臓ガンでも、術後の五年生存率は二〇％を超えています。[*10]

〝大丈夫、この病院なら。〟私は確信しました。

また、ネットで調べているうちに、「膵臓ガンの名医」としてまず名前の挙がる医師の中に、T大学病院の先生が必ず入っていました。執刀医がその先生になるかどうかは不明ですが、膵臓外科専門の先生七人のうち、役職・年齢からみて、その名医が執刀医になって手術が行なわれる確率はかなり高い。

〝いいですねぇ。大腸ガンの手術の時にさんざん悩んだ病院選びだったけれど、今回の膵腫瘍の手術は、T大学病院で正解よ。〟

私は、オチョボ先生の発言、ネット情報で、手術の心配があまりないことに、ひとまず安堵《あんど》しました。さらに、手術前の入院期間中に、以下の二人の発言に出くわし、ますますその確信を強めました。一人は、六〇代の男性患者です。彼はこんなことを言いました。

「膵臓ガンには、この病院がいいって言われて来たんですけど、ここの先生に手術できないって言われたので、家の近くの病院で化学療法をやります。」

「どんな症状が出たんですか？」と私。

「尿がコーヒーみたいな色になってね、それで変だと思って医者にかかったら、すぐにこの病院へ行けって言われてね。」

男性の顔には軽い黄疸が出ているように見えました。膵臓の頭部にガンができていて、もはや肝転移も起こしているのかもしれません。〝頑張ってほしいなあ。〟彼の肩を落とした後姿を見て、祈りました。〝待てよ、T大学病院の膵臓外科専門医は、他の病院も紹介するほど実力があるんだあ。〟

もう一人は、T大学病院の看護師の発言です。二〇代後半の看護師が、私との会話でふとこんな言葉を漏らしました。

「ここの病院の膵臓専門の先生の手術が受けたくて、本当に津々浦々からやってくるんですが、手術ができないと言われて帰される患者さんのほうが多いんです。手術ができるという人はそれだけで『よかったね』と思います。」

若い看護師さんの口から「津々浦々」という古めかしい言葉が飛び出してきたので、私は思わずニカッとしてしまいました。T大学病院でも、膵腫瘍のうち、手術ができるのは三〇%に過ぎないのです。

口コミやネットを使って、この病院にいる名医を探し当ててやってくる患者が多くいるということは、手術のレベルの高さを裏付ける証拠です。

私は、ますますT大学病院で手術を受けても大丈夫なことを確信しました。名医と言われている医師は、膵臓ガンの診療ガイドラインを改定する委員会のメンバーでもあり、膵臓ガンに関する共著も刊行していました。

膵臓の手術の前日には、大腸ガンの手術の時と同じく、キサク先生が私の病室に現れて、私を励ましてくれました。

「消化器外科は、一番古い病棟で、きれいじゃなくてねぇ…。でも、手術に当たる先生はしっかりしてますよ。安心して手術を受けてください。」

キサク先生の言葉は、患者の不安な気持ちを静める精神安定剤です。難易度の高い膵臓の手術も穏やかな気持ちで俎板《まないた》の鯉になれます。

術式と手術のリスクを説明してもらう

膵腫瘍の手術の時は、心の準備もないままに、入院・手術の日程が決まってしまったので、私自身手術を受ける覚悟ができず悩んでしまったことは、すでに述べました。

私は、入院してからすぐにナースステーションに申し出ました、

「家族のものも含めて病状・どこまでの手術なのかなど、よく説明を受けていないので、説明してほしいのですが…。」

すると、手術の三日前の夕方に説明があるので、家族が来るようにという返事が返ってきました。この申し出は絶対にしておく必要があります。執刀医に患者の病状を意識してもらい、あらかじめ術式を考えておいてもらえるからです。どんな名医であっても、いい手術をするための準備は必要です。

執刀医は、やはり名医で知られた医師のようです。家族と私に向かって、術式やリスクの説明をしてくれたからです。名医は、ラグビーでもやっていたのではないかと思わせるほど見事な体格でした。年のころ、五〇代前半。第一印象は、にこやかで頼もしく申し分

のない医師に見えました。でも、術後に小言幸兵衛《こごとこうべえ》さんのようにお小言好きのお医者様であることが判明。そこで、ここでは、コウベエ先生と呼ぶことにします。

膵臓の画像からの病状判定は、コウベエ先生にも難しく、結局次のような二つの可能性を示すにとどまりました。

「一つは膵体部腫瘤。最終診断は病理組織検査で行ないますが、今のところ、膵管内乳頭粘液性腫瘍で良性の可能性が考えられます。これは、ねばねばした粘液をつくりながら、ゆっくりと悪性のガンに育ってゆくものです。ただし、ガンも含めて他の膵腫瘍の可能性もあります。

もう一つは、ちょうど画像の重なっている部分なので、副腎腫瘍の可能性です。」

コウベエ先生は、患者より目線が下になるように、意識的に椅子から床に腰を落として説明しています。不自然なほど、へりくだる努力をしているように見えます。〃今までに、患者からクレームをつけられたことがあったのかもしれない。威張りすぎとか。〃それで、頭を低くすることに決めているといった印象を受けるのです。コウベエ先生の立派な体格は、テーブルと椅子の間ではいかにも窮屈そうだったので、私は言いました、

「先生、そんな窮屈な場所ではなくどうか椅子に腰かけてご説明ください。」

先生は言われるままに、椅子に座って説明を続けました。

「手術は三通りの場合を考えています。一つは尾側膵の切除をして、脾臓《ひぞう》も摘出する場合です。でも、脾臓を摘出すると、ある種の肺炎にかかると、重症化することがあります。二番目の方法は、尾側膵を切除しますが、脾臓は温存する方法です。三番目は左の副腎を摘出手術する方法です。」

病状と術式の説明は、まことに分かりやすかった。それから手術のリスク、つまり合併症の説明があった。

「出血とか膵液漏出とか腹腔内膿瘍、あるいは敗血症になったりします。こういう合併症は、三〇%から四〇%の確率で起きます。合併症が起きなければ、手術後二週間から三週間で退院できます。合併症が起きると、追加の治療が必要なので、入院が長くなります。」

それを聞いて、次男が言った、

「合併症の起こる確率は随分高いんですね。」

コウベエ先生は頷いている。確かに、三人に一人は合併症を起こしてしまうことになる。入院は長引くかもしれない。

こうした病状の説明、手術の内容、合併症の説明を受けておくと、患者も家族も心構えができます。必ずしてもらってください。

コウベエ先生は、最後に患者の私に向かってとても面白い質問をした、

「お腹は縦に切りますか？　横に切りますか？　斜めに切りますか？」

「えっ、選べるのですか？」

「どれでもいいですよ。」

と、コウベエ先生は自信に満ちた様子で言った。

「それぞれのメリット・デメリットを教えていただけますか？」

「どれでも同じです。ただ、見た目の問題です。斜めは目立たないとか。よく考えておいてください。」

まいったなあ、なまじ選択肢があると、かえって困る。おしゃれな次男は「斜め切り」を推奨し、無難路線を選ぶ夫と長男は「従来通りの縦切り」を選んだ。迷っていると、消化器外科に回された時に、私に手術日程を告げた若いガッシリ先生は、こっそり教えてくれた、

「縦切りがいいですよ。組織を壊さないし、手術もやりやすい。」

手術がやりやすいことは大事な要素だ。ミスが起きにくいってことですから。組織を壊

さないということは治りやすいということだ。縦切りにしよう。切り方まで患者に自由に選ばせても対応できるということは、コウベエ先生は、よほど腕に自信がある！

膵腫瘍の手術

患者は麻酔をかけられているので、手術のことは何も覚えていないと思われています。私もそう思っていました。でも、どうも身体は手術の記憶を持っているのではないかと感じた出来事があります。

手術後、数日目の夜のこと。何者かが自分の元から去って行った。私は、去って行った正体不明の者に対し、大声で怒りの声を上げている。それでも気持ちがおさまらず、そいつが逃げて行ったガラス窓をめがけて私は鍵を投げつけた。物も投げつけた。私は、怒りの気持ちがおさまらずに激しく物を壊し抗議をしていた。それは、夢だった。

夢から覚めても、体中に激しい怒りの感情が残っていました。その頃のストレスは手術以外に何もないのです。ですから、怒りは、侵襲したメスに対する身体の抗議行動のように思えました。体にメスを入れられた時の恐怖、そしてそれに対する怒りの爆発。そんなことを感じさせる夢を見たからです。

大腸ガンの時には、腹腔鏡下手術ですから、体への負担が少ない。だから、こんな怒りの夢など見なかった。それに対して膵臓の時は、開腹手術。膵臓は、内臓の一番奥に鎮座している。手術の時には、肝臓をめくり上げ、胃袋を押し上げて、最後に目当ての膵臓にたどり着く。体の深奥部まで入れられたメスを体は覚えているのではないか。

T大学病院の屋上でよく出会う女性患者に、この夢の話をしたら、彼女は言いました、「私の隣のベッドにいた女性が、突然夜中に『怖いよ〜』と大声を上げるの。とんできた看護師に『大丈夫、大丈夫』としきりに慰められていたわ。彼女も手術は終わったばかり。あなたと同じような夢を見たのかもしれないわ。」

身体は、侵襲してきたメスの記憶を持っている！　これは私の体感です。

さて、本題の膵腫瘍の手術の話。膵腫瘍の手術は、名人芸でした。膵腫瘍の手術が終わったのは夜の九時半。待機していた家族は、例によって切除された膵臓を見せられたそうです。

「数センチのぴらぴらした膵臓の切断部分を見せられたよ。」

と、家族は気味悪そうに言っていました。

膵臓の手術がすごくうまいと感じたのは、三つの理由があります。まず一つは、切り傷がほとんど痛まないこと、さらに切り傷が見事な一直線をなしていたことです。乳房の下からお臍《へそ》までの一六センチにわたるメスによる切り傷は、術後驚くばかりに痛まなかったのです。

手術直後の最初の三日間は硬膜外麻酔やら痛み止めの点滴をしていますから、痛みは全く感じません。それらの痛み止めが背中から抜き去られたり、点滴台から消えた四日目以降も、長い切り傷がお腹にあるのを忘れてしまうほど痛まないのです。私はあまり不思議だったので、ベッドの上で寝た状態からいきなり起き上がってみました。難なく起き上がれるのです。痛みは全くありません。〝こんなに大きな切り傷があったら、起き上がるのが痛くてたまらないのが普通でしょうに。一体どういうこと？「縦切り」にしたから、組織がほとんど破壊されなかったのかなあ。少し重いものも持てるかしら？〞私は一キログラムくらいありそうな箱を持ち上げてみました。痛くないので箱を軽々と持ち上げることができました。

切り傷をしみじみ見ると、一六センチの切り傷はどこもゆがんだり、曲がったりすることなく、一直線に下に伸びています。剣の達人宮本武蔵が切ったような見事な切り傷でした。これは、名人の手術だと確信しました。

また、手術がうまいと感じた二つ目の理由は、膵臓の断端部からの出血が極めて少ないことでした。膵臓は切断されたところでしっかりと止血され膵液も漏れていないということです。執刀医のコウベエ先生も、膵臓の断端部から出てくる血液の量の少なさを眺め、満足そうな顔になり、かなり早い段階で膵臓につながっているチューブをはずしてくれました。

また、巧みな手術だと確信した三つ目の理由は、合併症も全く出ずに、手術日から十三日目で退院できたことです。膵臓の手術は、ふつう、三週間から一か月近くの入院が必要です。短期間で患者が元気になって退院できるということは、体にあまりダメージを与えずに手術を行なったという証拠です。

コウベエ先生チームの手術は、名人芸に達しているといってもいいような卓越したものでした。ところが、です。手術の腕とは反比例するかの如く、コウベエ先生の患者への説明の言葉は、患者の生きる力を奪いかねない危ういものでした。コウベエ先生は、手術の結果を患者の私にどのように説明したのか？

医者の言葉で落ち込まない方法

外科手術の腕は名人の域に達しているのに、患者とのコミュニケーションを取るのが下手な医者がいます。コウベエ先生がそんな方でした。ともかく手術はうまい。手術の時の長い切り傷はほとんど痛まない。合併症は皆無。膵臓の断端部からの出血はきわめて少ない。「膵切り名人」とでも、名付けたくなるほどです。

ところが、患者に向かって話す言葉がいただけない。患者の生きる気持ちを萎えさせてしまうのです。コウベエ先生は、退院日に家族そろったところで、私の手術結果を説明してくれました。

「病理検査の結果は悪性のガンでした。浸潤性膵管ガンですね。細かい血管、リンパ管、神経内にガン細胞が浸潤している状態でした。最悪のシナリオでした。」

〝最悪のシナリオ？　なんで？〟そういえば、コウベエ先生は手術前には良性の「膵管内乳頭粘液性腫瘍」の可能性を第一に考えていた。「これは、良性でねばねばした粘液をつくりながらゆっくりと悪性のガンに育っていくものです。ゆっくりとね。」と先生は強調していた。「膵管ガン」であったから、見込みとは全く違っていたことになる。他にも、嚢胞腺ガン、腺房細胞ガン、ランゲルハンス島細胞ガンなど比較的悪性度の低いものもあるのに、よりによって最も悪性度の高い膵管ガンになっていた。だから、「最悪のシナリオ」と言ったのかもしれない。

先生のあまりに悲観的な説明に、私は自分自身を鼓舞したくなって明るい笑顔をつくって言いました、

「でも、ガンが見つかって切除できただけでもラッキーですよ！」

すると、先生は、鋭く目を見開いてずばりと切り返しました。

「違いますよ。ちょっと痛かったけれど、良性ですからもう大丈夫ですよという状態がラッキーなんです。あなたのは、ラッキーではありません。」

はいはい、私の生来の楽天的志向はたちどころに否定されました。先生は続けて言いました、

「あなたは手術ができたということで三割の人の中に残っただけです。」

膵臓ガンになった人の七割は、発見された時点で手遅れになっており、手術さえできない。そう考えれば、幸せではないか。とかく事態をよい方向で解釈したがる極楽トンボの

私に向かって、先生は容赦なく追い打ちをかけてきます、

「手術をできた人でも、再発を防止する手段はありません。」

〝どどーん、それじゃあ、絶望的じゃあありませんか。膵臓ガンは再発しやすく、しかも再発したら、余命何か月の世界なのだ。〟ちょっとうつむいた私に向かって先生は言いました、

「抗ガン剤治療で再発率が下がることは分かっています。だから、抗ガン剤治療をしましょう。現在膵臓ガンの抗ガン剤としてはTS―1《ティーエスワン》という飲み薬とジェムザールという点滴薬があります。欧米人に効くのはジェムザールですが、日本人にはTS―1の方が効きます。ですから、TS―1を投与します。二週間内服して、一週間休むというふうにして半年間続けます。」

〝あ〜あ、抗ガン剤の副作用で私も苦しまなくてはならないのか。でも、再発率が少しでも下がるというのだから、抗ガン剤治療は受ける必要がある。〟先生は、言葉を続けました、

「副作用としては吐き気、食欲不振、下痢、だるさ、口内炎、肺炎、皮膚の黒ずみ、味覚異常、流涙、悲しくないのに涙が出るんです、それから骨髄抑制で白血球数が下がり貧血

になったり、血小板が減少する。さまざまな副作用があります。」

〝憂鬱じゃのう。〟最後に先生は禅の坊さんのようなことを言い出しました、

「膵臓ガンの五年生存率は極めて低いのはご存じだと思います。」

坊さんのような先生の声が響きわたります、

「自分だけは何としても生き延びようと思ってさまざまのことを試みる人に限って、不思議なことに死ぬんですな。」

〝じゃあ、どうすればいいんですか？　何もしなければいいってこと？〟私は、ふと芥川龍之介の『蜘蛛《くも》の糸』の登場人物犍陀多《かんだた》を思い出した。彼は、蜘蛛の糸をつたって極楽を目指して上へ上へと登り始める。ふと下を見

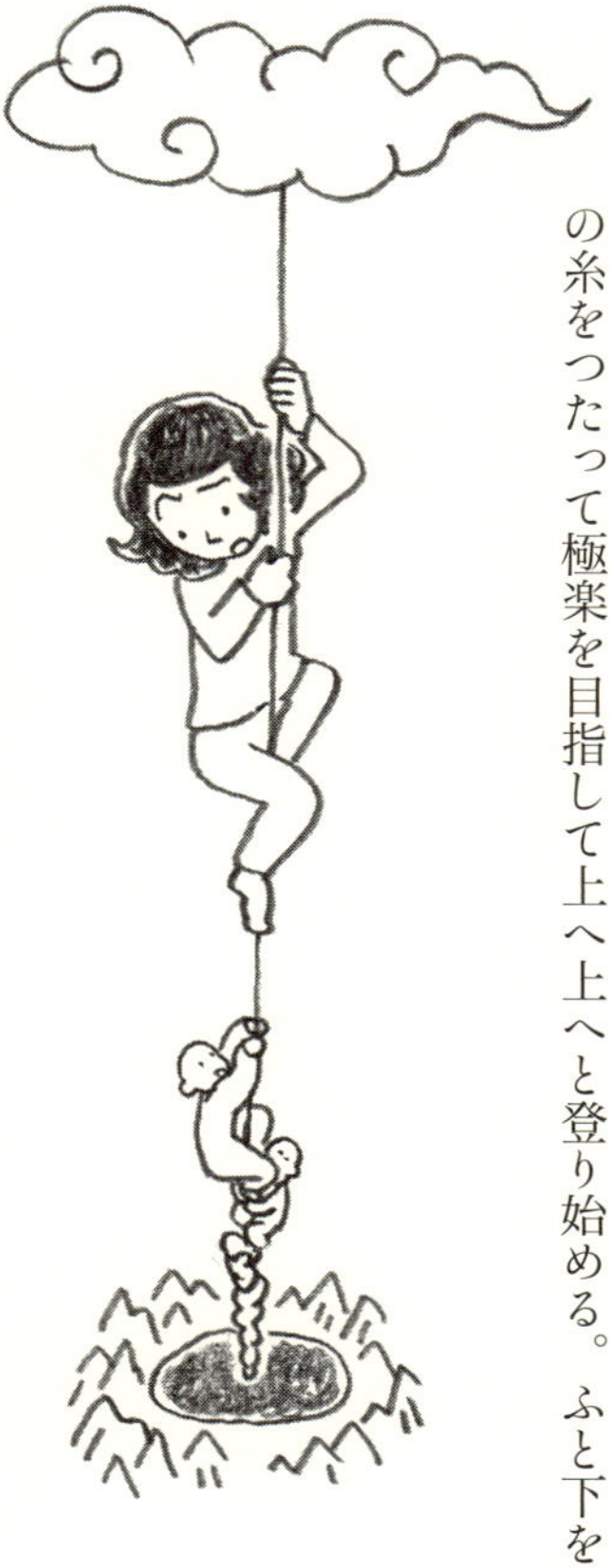

ると、地獄にいる数限りない罪人どもが自分に続いて蜘蛛の糸をよじ登ってくるではないか。こんなに多くの人間が細い蜘蛛の糸をよじ登ったら、糸が切れてしまう。犍陀多は、かれらを振り落とし、自分だけが地獄から抜け出そうという無慈悲な心を起こした。その途端、蜘蛛の糸がぷっつり切れて犍陀多もろともすべてもとの地獄に、はらはらと落ちて行ったという話。

「なんか、芥川龍之介の『蜘蛛の糸』みたいですね。自分だけが救われようとしたことが仇《あだ》になって、結局救われない…。」

こんなことを口走った私の顔を先生は黙って見ていたが、さらに言葉を続けました、

「再発しないためにさまざまのことを試みる。サプリメントを飲むとか食事療法とか。でも、たいていダメなんです。それよりも、生き延びようなんてことを忘れて、一日一日を大切に生きる。調子が良くなってから、あれをやろうなんて考えてはいけない。調子が悪くても、やりたいと思ったことはただちに実行する。それが、結果的にはいいんですな。」

〝一日一日を大切に生きるなんて、私の寿命はそんなに短いのですか？　そんなに生きる希望を失わせるようなことはおっしゃらないでください。残された寿命が少ないから、やりたいことはすぐに実行しなさいってこと？〟命の短さを真正面から指摘されて、私の心

は、次第にしぼんでいきました。

堂々とした体格、沈黙は金なりを思わせる重い口調、古武士を思わせる風貌のコウベエ先生が力強く繰り出す言葉は、患者の心に重く深く浸透してきます。先生は、少し微笑んで言葉をつづけました、

「死に直面したことで、人は人生観が確実に変わります。」

〝分かりました。先生、もうそれ以上おっしゃらないでください。〟私はもう少しでそう言いそうになったけれど、むろん心の中でつぶやいているだけだった。私は、先生の言葉から自分の余命が少ないことを感じ、どんどん気分が落ち込んでいった。

医者は真実を告げているだけなのだけれど、死におびえる患者にとって医者の言葉は医者自身が思っているよりもはるかに致命的なのだ。私は、暗い気分のまま家族に付き添われて退院しました。気分はどん底でした。

小言幸兵衛的な先生の言葉には、生きるための力を与えてくれる要素が何もなかったのです。患者の生き延びようとする努力すら一笑に付していました。私は努力するべき方向も分からず、荒野に裸で放り出されたような気分になって落ち込んでしまいました。

＊

でも、私は寝床に入ってコウベエ先生に言われた言葉を反芻《はんすう》しているうちに考えが変わってきました。医者には医者の立場がある。医者は最悪の事態を告げて、自己防衛する必要だってあるのです。特に現代のように「先生が治るっておっしゃったでしょ！　なのに、亡くなってしまうなんて医療ミスではないですか！」なんて患者に責め立てられることが多いと、医者は医者で最悪の事態を告げておく必要も生じるわけだ。

考えてみれば、医者は、よほど変わった精神の持ち主でなければ、自分の患者が死んでいいと思っているわけがない。できたら、生きてほしいと願っているのだ。そして、医者の言葉に逆に患者が怒って発奮してほしいと思っているのかもしれない。「なに、『再発を防ぐ手立てはない』だと、『生き延びようと思って努力をするのは無駄』だと、『一日一日を大切に』だと。禅坊主じゃあるまいし。おまえ、何言ってんだ！　ばかばかしい。お前の予想通りにはならんぞ！」とはねのけ、頑張って生き続けることを期待していることだってないとは言えない。

そう考えると、翌朝にはコウベエ先生の言葉もあまり気にならなくなってきた。①医者には医者の立場がある、②言葉はまずいけれど、医者は患者に生きてほしいと思っている。

この二つのことを頭において医者の言葉を受け止めれば、厳しい言葉も前向きに解釈できるのでした。

医者の言葉で落ち込まないこと。落ち込んでも、治療効果を低めるだけです。繰り返しますが、医者だって、基本的にはあなたが元気に生き続けることを望んでいるのです。だったら、医者の一言一句にこだわりすぎずに、治療に専念して頑張りましょう。そして、自分だけが生き延びるなんていう狭い気持ちではなく、与えられた命を自分の努力できちんと全うする決意をしましょう。良いと思った治療法は積極的に取り入れて、できるだけ快適な人生を送れるような努力をしましょう。そして、医者に言わせましょう、

「知らないうちに五年も経ってしまいましたね。ワッハハ。すごく頑張りましたね。」

と。もっともコウベエ先生だったら、

「ナニ五年も経っただと。珍しい。あんたはただ運がよかっただけですな。」

と言いそうですけれど。

コウベエ先生の言葉を、これから先も私は前向きにとらえていけるでしょうか？　後で述べます。

術後の回復を早めるには？

患者にできる唯一の回復術は、体を動かすことです。手術室から帰ってくるやいなや、担当の看護師さんが待ってましたとばかりにあなたを迎え取り、耳元で言うでしょう「ちょっと歩いてみますか？」と。

そんな時は決して断らないでください。あなたが早く回復するための手助けをしてくれようとしているのです。

大腸ガンの腹腔鏡下手術の直後に、看護師さんが寄ってきて言いました、

「山口さん、歩く練習です。」

私は、その時は、術後すぐに歩くことがいかに患者の体力回復に役に立つかをまだ意識していませんでした。だから、看護師に言われるままに、廊下を機械的に一周してベッドに戻ってしまいました。

でも、膵臓ガンの時は歩くことが術後の回復に非常に重要なことを認識していました。膵臓ガンの手術は夕方四時から夜の九時半ごろまででした。手術後ただちにＩＣＵ（集中

治療室）に直行。ICUの看護師さんは親切で何回も冷たいタオルで顔をきれいに拭ってくれた。「ほっ」とため息が出るほど気持ちがよく、看護師さんに心の底から「ありがとう」を言いました。患者にとっては、看護師さんの思いやりのある行為が心身ともに癒しになります。

病室に帰る途中の廊下で、看護師さんが待ち構えていて、「歩いてみますか？」と聞いてきました。私は、二つ返事でお願いしました。

看護師さんは、私がひっぱっている点滴台の横に付き添って、私がよろよろと歩くのを見守ってくれる。私は一〇メートルほど歩いただけで、脂汗が流れ、へたばった。帰りの一〇メートルを加えても、二〇メートルしか歩けなかった。

私は、五分くらい休憩してから、再度看護師さんに歩行の付き添いを頼んだ。今度は二五メートルくらいの往復ができた。それから、膵臓の断端部に接続している排液チューブからドレーンを取りはずす方法を習って、一人で病院の廊下を一〇〇メートルくらい歩いた。私は早く回復したくて、積極的に歩く練習を開始しました。

術後二日目は、一〇〇メートルの廊下往復歩行を午前中に三回、午後三回、夕方三回行なった。前日歩いているのですから、慣れてきているはずなのに、二日目の一回目は、前の日と同じくすこぶる苦しい。二回目以降になると、比較的楽に歩ける。

三日目は一〇〇メートルの廊下往復歩行をさらにのばし、朝・昼・夕方それぞれに一〇回、一〇回、一〇回のメニューをこなしました。三日目になっても、一回目の歩行は前日の一回目と同じく、つらいけれど、二回目以降は楽になる。四日目、五日目とメニューを少しずつ増やしていった。

術後八日目には膵臓から出ているチューブもはずしてもらったので、晴れて身には何もついていない状態になった。それで病院の階段の昇り降りをこなしてみた。下りはいいのだけれど、昇るのがすごくつらい。筋力が衰えているので、重力に逆らう行為が結構苦しい。それでも、時間をみては階段の昇降を繰り返した。

途中で回診を終えたコウベエ先生チーム一行の先生方に出会った。若いガッシリ先生が私に声をかけた、

「階段を上がれるんですか？　そんなに荷物も持てるんですか？」

私は、両腕に水のペットボトルが四個ずつ入ったビニール袋を下げていた。笑って頷く私の横を先生方は通り過ぎて行った。術後すぐに歩く行為は傷も治してくれるらしく、一六センチメートルに及ぶ切腹の痕は綺麗に乾いていた。

手術してから一三日目に退院していく私を見て、看護師さんが言った、

「やっぱり術後すぐに体を動かして、食事をきちんと食べる人の回復力は、すごい。とっても早い退院ですよ。」

術後すぐに体を動かすこと！　傷も早く治るし、体全体の回復力が高まります。最初、つらくても、どうか歩いてください。これは、絶対にあなたに伝えたい事柄です。

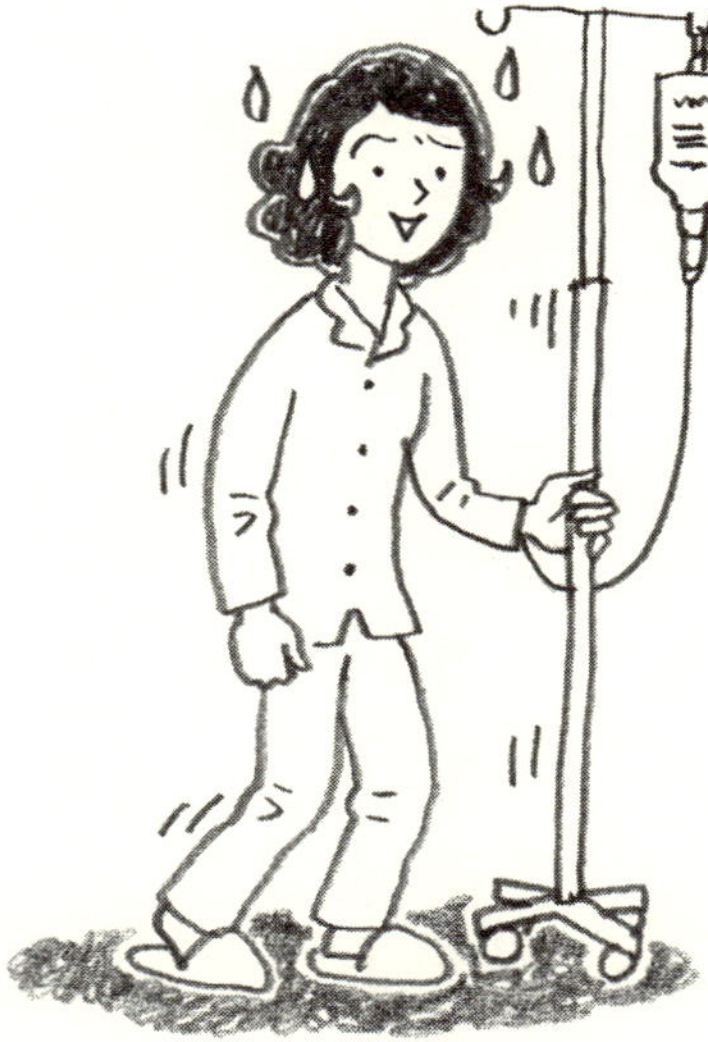

職場にＳＯＳ発信をする

八月二六日、膵臓ガンの手術入院生活を終えて、私は退院しました。抗ガン剤治療が待っています。四年前の大腸ガンの手術後は、抗ガン剤治療がなかったので、すぐに職場に復帰できました。手術後間もない時の授業では、学生が「先生、顔青いよ。大丈夫？」と私に尋ねたりしましたが、恙《つつが》なく仕事はできたのです。

でも、今回は、抗ガン剤治療をしなくてはなりません。抗ガン剤治療の副作用で体調を崩し、職場を辞めざるを得なかった人もたくさんいます。抗ガン剤の種類によっては、月に二、三回病院通いをしなくてはならない場合もあり、職場にいにくくなって結局離職した人も大勢います。ガン患者の三人に一人は、職場を追われている実態があります[*11]。

さて、私はどうするのか？　ごく稀に、抗ガン剤の副作用がほとんどない人もいるらしい。私は、もともとひ弱な体なので、そんな僥倖《ぎようこう》は望めない。大多数の人と同じく副作用で苦しむタイプに入ってしまうだろう。副作用の吐き気や腹痛に襲われている状態で、まともな授業ができるのか？　勤めを辞めたほうが迷惑がかからないのではないか。

こんな考えが頭の中を行き来したけれど、病室に見舞いに来てくれた私のゼミの学生たちの笑顔をふっと思い出した。彼らは、手術を終えた私の顔を見て、うれしそうに叫んだ、

「先生、後期は来られますね！」

私が後期にも授業に出て彼らを指導することを信じている顔だった。私は、彼らを無事に卒業させなくてはならない。さらに、私の指導を受けて修士論文を書いている大学院生もいる。彼らにも内容のある良い論文を書かせて修了させなくてはならない。途中で放棄できない学生や院生がいるのだ。私には、続けなくてはならない授業がある。ここで辞めることはできない。

でも、抗ガン剤治療を受けている状態で、健康時と同じ仕事量をこなせるのか？　私は再びはたと行き詰まった。〝そうだ、まず、自分でなければできない仕事と他の人に頼める仕事を仕分けしてみよう。〟

他人に代わってもらえない仕事は、卒業学年のゼミナール「演習」と大学院の修士論文指導の「大学院演習」の二つの授業のみだ。あとの学部の講義科目「日本語の歴史」「日本語学」「日本語表現法」などは、専門性の高い科目もあるけれど、同じジャンルの人なら十分に代わりうる。大学院の講義科目「日本語学研究」は、少人数だから閉講にしても

らえるかもしれない。〃まあ、どうなるか分からないけれど、とりあえず学部長や大学院の科長に仕事の軽減願いを申し出てみよう。関係のある同僚たちにも、SOS発信をしてみよう。〃

こう決意して、抗ガン剤治療が半年間行なわれることを学部長・科長・関連ある同僚たちに報告しました。さらに、学部長や科長には、後期の授業の軽減を願い出ました。大学院の方は、願いどおりに後期の私の講義科目を閉講にしてくれた。学部長も、電話口で即座に、

「手を打ってみましょう。」

と、言ってくれた。それから、学部長は、私の専門分野に近い同僚・Eさんに、ピンチヒッターの講師探しをするように頼んでくれた。降って湧いた雑用なのに、Eさんは快く動いてくれ、おまけに、

「とにかく授業については、学生への影響が最小限にとどまるよう最大限微力を尽くします。」

と、心温まるメールまで送ってくれるではないか。Eさんを中心にした同僚たちの努力で、ピンチヒッターの講師陣は意外と速く見つかった。なかには、私の病名を聞いてびっ

くりしてピンチヒッターを引き受けてくださった先生もいた。

こんなに迷惑をかけているのに、同僚たちは次々にメールを送ってくれる。「治療に専念してください」とか、「私どもでできることは何でもいたします。快方に向かわれますことを心よりお祈りしております」とか、「元のように、元気いっぱいになってください」とか、「あきらめないで治療をしましょう！」とか、「持ち前の強靭な精神力できっとガンは叩けるものと思います」などと。涙もろくなっている私は、涙をぽろぽろ流してしまった。学部長や科長そして同僚たちの温かい支援が、私の胸を熱くし、いくら感謝してもし足りない気持ちに襲われた。

〝私も、頑張らなくっちゃ！〟そんな思いが胸の奥から湧き上がってきました。職場の同僚たちが協力的であることは、患者の治療効果を高めます。のみならず、患者は職場に恩を感じ、体調が回復した暁にはみんなの役に立ちたいという気持ちが増していきます。職場に良い循環が生まれてきます。

ちなみに、職場によっては、SOS発信しても、冷たい反応しか返ってこない残念な職場もあるでしょう。でも、「ダメでもともと」と思って、一定期間の仕事の軽減や休職を上司に申し出てみてください。抗ガン剤治療が終われば、元通りに働くことが出来る場合が多いのですから。

今や、二人に一人がガン患者時代。上司は、昔の自分のガン患者経験を重ね合わせたり、明日は我が身と思ったりして、いい具合に認めてくれるかもしれないではないですか。職場を失うかもしれないと思って、ガンであることをひた隠すのは、かえって命を縮めてしまう可能性があります。オープンにすることによって、ガンに対する偏見を職場から取り除いていく必要もあるのです。一定期間の仕事の軽減や休業を認めてくれる職場なら、それは、働き続ける意味のあるすばらしい職場です。

抗ガン剤治療の実際

準備をする

抗ガン剤治療を始める前に、まず体力を回復しておかないと、抗ガン剤の副作用に一層悩まされる。体力は、手術で相当失っている。だから、抗ガン剤治療を始めるのは、退院後二週間のちに設定してあるのだろう。

私は、退院して二日目に、長年の女友達「ハッパ先生」お勧めの健康増進器具「パワープレート」に乗って筋力をアップすることにした。この器具は、アメリカで宇宙飛行士の老化を防ぐために、開発された運動器具。加速度運動が細胞を活性化するという。トレーナーの指導の下に行なうのがベストだというので、ハッパ先生が紹介するジムに行って指導を受けた。

トレーナーは、まず、私の筋肉レベルを測定。全身・脚ともにめでたく標準値に達しているではないか。腕の筋肉レベルが「やや少ない」。分かるなあ。鏡で自分の腕を見ると、棒切れに破れ布をかけたようなしわしわの腕なのだから。

プレートの上に乗りさえすれば、器具が前後・左右・上下の三次元振動を加えてくれるので、振動に馴れると快適。まあ、マッサージや指圧にかかっているのと同じ気分と言える。こんな感想をハッパ先生に聞かれたら、「効き目は全く違うのよ。パワープレートは、乗って振動を受けるだけで筋肉が付くのよ。マッサージや指圧で筋肉が付く？　えっ、どうなの？　答えなさいよ。」なんて詰問されそうだ。抗ガン剤治療の始まる前に、合計五回のパワープレートに乗る予約を入れた。三回目でかなり筋肉がしっかりしてきたのを感じた。抗ガン剤治療中も、できるだけ乗ることにしよう。

抗ガン剤の副作用を軽くするために、私は健康食品も併用することにした。抗ガン剤投与中も勤めがあるので、副作用の吐き気だけはなんとかしたい。私は、いろんな本やネットを探っているうちに、フコイダンというモズクや昆布のぬめりをもとにした健康食品（サプリメント）が副作用の吐き気を抑えてくれそうな気がした。いつも親身になって相談に乗ってくれるセンザイ先生に飲用の可否を尋ねてみることにした。センザイ先生は、電話口で明るい声で明快に言った、

「今は、抗ガン剤を投与する時には、制吐剤を出すことがガイドラインで定められていますから、副作用の吐き気はだいぶ改善されてますよ。でも、フコイダンを飲んでもかまい

ませんよ。ぬめり成分が胃粘膜を保護してくれるので吐き気が治まりますからね。僕も飲んでいましたよ。害はないですよ。」

〝はあ、先生も？　そうか、先生は研究の必要上、いろんなサプリメントも実際にご自身で服用してみて試しているのだ。〟こうして抗ガン剤治療の間だけフコイダンを飲用してみることにした。

ところが、実際フコイダンを購入しようとして、ネットで検索すると、あまりにも多くの会社から製品が出ており、どれがいいのか、さっぱり分からなかった。「私はこれでガンを治した」系の違法広告まがいのものまで出ている。たとえば、フコイダンの効能には、「①ガン細胞の正常形態復帰作用、②（ガン細胞の）アポトーシス誘導作用、③新生血管抑制作用、④免疫賦活《ふかつ》作用、⑤抗ガン剤の副作用軽減、⑥抗ガン剤効果の増大、⑦酸化抑制作用、⑧脂血清清浄作用、⑨抗血液凝固作用」があるというのだ。こんなに効くのなら、ガン患者は一人もいなくなりそうなもの。

この会社のフコイダンの価格設定があまりはっきりしないので、電話をかけて聞くと、な、なんと一週間分で六万三千円もかかるという。一か月で二五万二千円以上だ。六か月飲むと一六〇万円近く。

センザイ先生が私に注意した言葉を思い出した、

「フコイダンは安くはないものだけれど、バカ高い場合は用心しなさい。」

これに該当しそうですね。やめよう。そういえば、センザイ先生は、こんなことも言っていた。

「健康食品は、ポケットマネーで買える金額に抑えておくことですね。」

なあるほど。ポケットマネーですむくらいなら、だまされても被害は少ないってわけか。

私は、次々にネット検索をし、情報を得ていった。そのうちに、選別の基準が次第にはっきりしてきた。①フコイダン含有量が書いてあるもの、②原材料が明記してあるもの、③いろんな混ぜ物がなくフコイダンだけのもの、④値段がバカ高くないもの、⑤健康食品であることを明らかにしてあるもの、にしぼっていくことができた。こうして私自身が選んだのは「フコイダンエキス４００」。液体なので、胃腸が弱ってしまっても飲める。気になるヨウ素も除去してある。

センザイ先生も、現在出ているフコイダンから、納得できる製品二つを選んで知らせてくれた。その一つが私が選んだものと合致していた。私は抗ガン剤治療の始まる三日前から、フコイダンを飲み始め、副作用の吐き気に備えた。

抗ガン剤治療を始める前には、できるだけ体力を回復させておくこと。皆さんにお勧めしたい事柄です。

実際に抗ガン剤を服用すると

抗ガン剤TS－1を一四日間服用し、そのあと七日間休むというのが、T大学病院の治療方針です。二八日間服用し、そのあと一四日間休むというやり方もあります。こちらの方が一般的なようです。[*12] 私自身の服用経験から言うと、服用期間は一四日間が体力の限界です。

私の友人は、他の病院にかかっており、抗ガン剤の服用期間が二八日間でした。彼は、「副作用なんてない」と豪語していたのですが、二八日目に劇症肝炎になって救急搬送され、そのあと四〇日間入院してしまいました。副作用が表面化しなかったけれど、肝臓に負担がかかり、最後にドカンと来たようです。二八日間の服用期間は、やはり普通の人には厳しすぎるようです。

私に課せられた抗ガン剤治療は、一四日間TS－1を服用し、七日間休薬期間を入れるというのを一コースとして、これを半年間続けるというものでした。だから、順調であれば、八コース繰り返すことになります。

抗ガン剤は、細胞を殺す作用を持つ薬剤ですから、コースが進むごとに毒性が蓄積され、だんだん体がつらくなります。その状況を簡単に四コースまで記してみます。コースごとに微妙に副作用が違うからです。

一コース目の抗ガン剤治療

抗ガン剤を飲んで寝た翌日の朝は、胃がむかむか。その気分の悪さは、ちょっと「つわり」に似ているんですね。始終胸がむかむかして、吐き気がする。「つわり」の時は、新しい細胞が急速に増加している。抗ガン剤治療の時は、細胞が激しく攻撃されている。どちらも、細胞レベルの問題。だから、似ているのではないかしら。私は、そんなふうに、シロウト的な解釈を施す。

ご飯が嫌いになるのも、抗ガン剤の副作用と「つわり」は、似ている。「つわり」の時もご飯の匂いをかいだだけで気持ちが悪くなってしまう。抗ガン剤を飲んでいる時も、一番食べたくないのがご飯。すっぱいものが好きになるのも、「つわり」と共通する。

「この年になって、再び『つわり』を味わうなんて、夢にも思わなかったなあ。」

なんて言うと、たいていの人はばかばかしい冗談に呆れ顔をする。

服用七日目から食欲不振になった。食欲不振は一一日目まで続いた。この後、副作用の主なるものは腹痛に変化。一二日目あたりからは本格的に腹痛に悩まされた。最後の一四日目は勤め先のトイレで四〇分も腹痛に悩まされていた。下痢が出るわけではなく、ともかく痛いのです。かろうじて教室に行って、授業をやり、なんとか帰宅。夕食は食べられそうなので食べ始めたけれど、途中で腹痛に襲われ、ビオフェルミン一〇錠を飲んで寝てしまった。翌朝起きてみると、お腹は少し痛いだけだったが、口内炎が一つできていた。

一コースが終わると、病院に行って血液検査を行なって、体の内部に起こる副作用をチェックする。血液検査の結果は、白血球と血小板が減少している。抗ガン剤の副作用により、骨髄で血液を造る能力が低下してしまっているわけです。

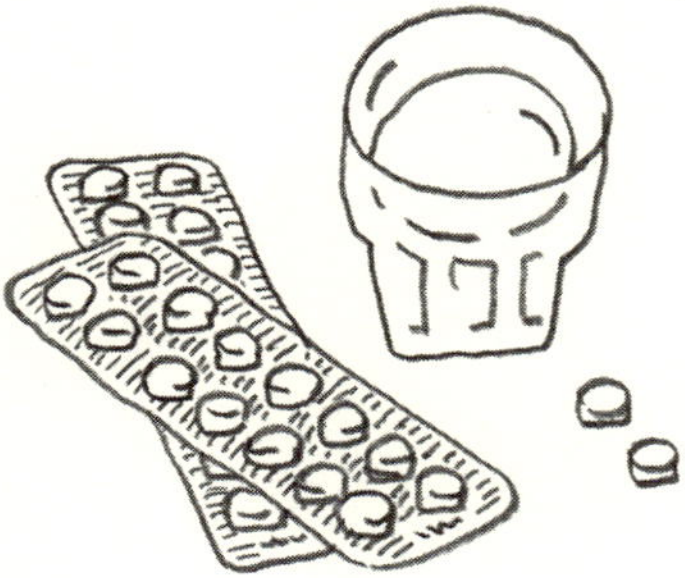

二コース目の抗ガン剤治療

相変わらず気分はよくない。六日目あたりになると、色素沈着が目立ち始めた。手の指先は褐色に色づき、手全体が赤黒くなってしまった。足も、指と指の間が褐色に色づき、足の裏には黒い斑点が現れ、足の裏全体が黄褐色に変色し始めた。顔にもシミが濃く出始めたけれど、化粧でかくして大学の授業に出かけた。

授業が終わってから、私は傍にいる女子学生に言った、

「今、抗ガン剤の副作用で色素沈着が始まって、手や指先がこげ茶色になっちゃったのよ！」

すると、彼女はただちに反応して、言った、

「授業中、先生の手が真っ黒だって思ったんですよ。」

彼らは実によく気がつく。それを聞いていた男子学生が私に大声で言った、

「先生、手にも化粧をしなくっちゃ！」

私は、笑い、心の中でつぶやいた、〝そうだね。でも、手はいいよ。黒い手でびっくりするかもしれないけど、許してね。〟

一〇日過ぎには、腹痛が時々起こった。一四日目には涙が出るという副作用も起きた。

二コース目の自覚できる副作用は色素沈着、腹痛、流涙だった。二コース目終了後の血液検査の結果は、一コース目の時と同じく、白血球と血小板が減少している。抗ガン剤をやめたいなあという思いがすうっと頭の中を通り過ぎる。

三コース目の抗ガン剤治療

服用して三日目までは、吐き気もなく、抗ガン剤がどうということのない薬に変化している。いいぞ、いいぞ。ところが、五日目になると、急につらくなった。TS―1を見ると、むかむかして吐き気を覚えるのだ。口内炎もぽつんとできている。味覚障害も起こっている。何を食べても、味覚の底に金属の味がする。何も食べていない時にも、飲み込む唾液に金属の味を感じる。

一回だけだったけれど、抗ガン剤を飲んで三〇分経ち、ベッドに入って目をつぶったとたん、青の金属片がひらひらし、青白い閃光《せんこう》が走るという幻視に三〇秒ほど襲われた。メタリックなイメージがちらついたわけだ。

一二日目には、腹痛が起こり、下痢になった。だんだん、疲れ方・だるさがひどくなってきたように感じられた。歩いても、ハアハア言うようになってしまった。息切れは一三日目・一四日目がピーク。買い物に行っても、息切れで苦しく、へたり込みそうだった。

そして副作用として記載されていないのだが、「尿漏れしやすい」という副作用があることを発見。走ったりすると、顕著に現れる。恥ずかしい副作用なので、患者も申告しないため副作用に記されていないのかもしれない。尿道を締める筋肉や腹筋の調節が薬の影響で鈍くなって起こるように思える。抗ガン剤の服用期間が終わって、三、四日経つと、走っても「尿漏れ」はなくなりますから、やっぱり一時的な副作用ですね。

四コース目の抗ガン剤治療

ＴＳ—１を飲むべき日が来ても、飲む気がしない。気を取り直して、一日遅れだったけれど、飲み始めた。三日目までは三コース目と同じく、副作用は何もない。六日目あたりから、食欲不振・色素沈着が顕著になり、腹痛、流涙が起こった。

一〇日目は、抗ガン剤を飲むのがつらくて、しみじみとＴＳ—１の錠剤の顔を見た。中央が白で周りはかわいいサーモンピンクの錠剤。

「どうしてあんたは見かけと違って、気持ち悪いの。なまじ好かれようとして桃の味なんかついているから、余計に気持ち悪いのよ。桃まで嫌いになっちゃうじゃないの。」

そう呟きながら、私はあきらめて甘ったるい桃味の錠剤を飲んで寝た。再び、味覚に異常が起こり、食べ物が金属の味になっていった。

一一日目、一二日目、一三日目、胸つかえがひどく、大きなゲップがしきりに出る。腹痛もよく起こり、トイレと仲良し。口の中は苦く、「ああ、もうダメだ。抗ガン剤は飲み続けられない」という思いが何回も去来する。さて、この続きは、どうなったか？　四つ後ろの節「術後の主治医はこんな医師がいい」で述べましょう。

抗ガン剤はどのくらい続けるべきか？

抗ガン剤治療を続けていると、いつまでこの状態が続くのかと、とても憂鬱になります。抗ガン剤を飲み続ければ、ガンが治ると信じられれば、患者も頑張ります。でも、抗ガン剤の効き目が限定的であり、延命治療にすぎないことを知っていたら？　患者は力が出ないのです。

とくに、膵臓ガンのように、抗ガン剤の効き目があまり期待できないガンの場合は、苦しんで抗ガン剤治療をする意味が分からなくなってくるのです。そんな時に、私が目にしたのは、医師の長尾和宏さんの書いた『抗がん剤　10の「やめどき」』（ブックマン社）です。そこには、抗ガン剤は患者の意志でやめる時期を選択すべきであると記されていました。抗ガン剤のやめ時として挙げられているのは、次の一〇項目。

①迷った挙句、最初から抗ガン剤治療をやらない。
②抗ガン剤の服用開始から二週間後。

③体重の減少が起こった時。
④セカンドラインを勧められた時。
⑤「腫瘍マーカーは下がらないが、できるところまで抗ガン剤をやろう」と主治医が言った時。
⑥それでもガンが再発した時。
⑦ウツ状態が疑われる時。
⑧一回治療を休んだら楽になった時。
⑨サードラインを勧められた時。
⑩死ぬ時まで、抗ガン剤を飲み続ける。

セカンドライン、サードラインとありますが、抗ガン剤の種類を変えて治療を続行する段階を指します。①②までが初めて抗ガン剤治療を行うファーストラインに当たります。段階が進むにつれて、一般に抗ガン剤の効き目は薄れていきます。[*13]

②に「抗ガン剤の服用開始から二週間後」とありますが、長尾さんによると、抗ガン剤を始めて二週間目は、最初の「底」が訪れる時期なので、そこでやめるのも一案、という

意味ですね。やっぱり多くの人が抗ガン剤で体力の限界を感じるのが私と同じく服用二週間目（一四日目）なのです。だから、T大学病院の服用期間の一四日間は、まことにうまい設定であったわけです。

この本は、医者の立場から見た、ガン患者の抗ガン剤服用物語と言えます。物語の主人公は、鈴木信夫さん。彼は、⑩の死ぬ時まで抗ガン剤を飲みつづけた人だった。胃ガンが発見されてから、手術し、再発防止に抗ガン剤を飲み始め、抗ガン剤の副作用に苦しみつつ、抗ガン剤を飲み続けたけれど、再発した。さらに抗ガン剤をふやしたり、種類を変えたりしながら、サードラインまでクリアし、苦しみのうちに死を迎えた人。胃ガン発見から死に至るまでの期間は、たった一年半。彼が亡くなった時に口から出てきたものが抗ガン剤であったことは、呻《うめ》いてしまうほど重い結末だった。

抗ガン剤を服用しても、たった一年半しか生きなかったという事実は、同じ年月を抗ガン剤の副作用に苦しまずに楽しく生きたかもしれないもう一方の人生を思わせる。医者である長尾さんは、最後まで抗ガン剤を飲み続けて亡くなっていった鈴木信夫さんを通して、読者に抗ガン剤の恐ろしさとやめ時を意識してほしいという痛切な思いをつたえようとしている。大切なのは、抗ガン剤をやる・やらないではなく、やめ時なのだ、というのが長尾さんの主張です。

抗ガン剤は、「やめるとガンが悪化するのではないか」という強迫性を持った薬だと私は思う。抗ガン剤をやめることができるのは、「死んだっていいや。こんな副作用のすごい薬で苦しむくらいなら」という居直りと覚悟ができた時だけなのだ。抗ガン剤をやめる決断を下せるのは、むしろ継続するより勇気がいることなのです。優等生には決行しにくい。優等生であればあるほど、鈴木信夫さんのように、医者に言われるままに治ることを信じて抗ガン剤をサードラインまで飲み続け、身体をボロボロにして亡くなってしまう。

鈴木さんは、一回だけ抗ガン剤の副作用の苦しさに耐えかねて、ホームドクターである長尾医師に懇願しています。「病院の方に抗ガン剤治療をやめてほしいと言ってくれ」と。長尾先生は「それはできない。自分は主治医ではないから」と答えています。

私が唯一残念だと思ったのは、この箇所です。というのは、切羽詰まった鈴木さんの懇願は、彼が抗ガン剤をやめることができる最後のチャンスだったと思えるからです。長尾先生が、次のように答えていたら、あるいは事態は変わっていたかもしれない。

「それはできない。でも、患者であるあなたが病院の主治医に申し出ればいいのです。」

自分で申し出れば、抗ガン剤治療はやめられることを、多くの患者は知らないからです。

私も、知りませんでした。抗ガン剤治療の主導権は患者にある！ よく覚えておきたい事柄です。

＊

とはいえ、患者は抗ガン剤についての知識があるわけではありません。「やめどき」は、やはり医学的な根拠があるほうがいい。勝手に自分の気持ち次第でやめて、治癒したかもしれないのをみすみす逃《のが》すのはもったいないではありませんか。医学的な根拠に基づいて、抗ガン剤治療を開始したり、停止したりするべきではないのか。

考えてみたら、つらい抗ガン剤治療なんて、手術と同じく、本来、誰もやりたくないものです。できたら今すぐにでも中止したいものです。にもかかわらず、抗ガン剤治療が、手術・放射線治療と並んで三大標準治療になっているのは、抗ガン剤が効く場合が多いからではないのか。

センザイ先生に抗ガン剤の効き目について、聞いてみました。

「白血病には、抗ガン剤がとてもよく効き、完治することも多いんですよ。乳ガンにも抗ガン剤は効きますね、七五％の人が完治している。でも、脳腫瘍などには抗ガン剤はあまり効かない。ガンを十把一からげにとらえずに、ガンを個別にとらえて、抗ガン剤治療を考えるべきでしょうねぇ。」

そうか、ガンの種類によって、抗ガン剤の効き目は違うのだ。調べてみると、悪性リンパ腫なども、抗ガン剤で治癒が期待できるガンらしい。[*14]

センザイ先生は、さらに詳しいことを教えてくれた、

「同じガン腫であっても、抗ガン剤の効くものと効かないものがあるんです。局所での浸潤のみのガンであれば、抗ガン剤はそうでない場合より威力を発揮します。同じガン腫であっても、こんなふうに効き目は千差万別なのです。

さらに、ガンになっている患者さんの状況も千差万別です。そこに、一般化できるような抗ガン剤「やめどき」のようなルールをつくることはきわめて難しいですね。無理にルールをつくると、逆に、融通の利かないルールに振り回されて、方向を見失ってしまいます。」

確かに。じゃあ、患者はどうしたらいいのか？　センザイ先生は言いました、

「患者さんに何よりも勧めたいのは、抗ガン剤治療に経験の深い腫瘍内科の専門医ととことん話し合って、ご自分の今のガンの病状に抗ガン剤を使うメリットがデメリットを上回っていると判断されれば抗ガン剤を使い続ける。デメリットの方がメリットを上回ってし

まったら、やめると考えればいいんじゃあないですか。」

うーん、この上なく重要な意見であるのだけれど、私たち患者は、一体、どんなところで、一人一人のガン患者に向き合ってメリット・デメリットを正確に教えてくれる「夢のような腫瘍内科専門医」に出会えるのか？

私は、ネットを検索しているうちに、日本臨床腫瘍学会の認定する「がん薬物療法専門医」の一覧表に行き当たった。[*15] そこには、都道府県別に「がん薬物療法専門医」として認定された医師名が公表されていた。それこそが、センザイ先生の言う「腫瘍内科専門医」に該当する。東京都には認定専門医が一四一名（二〇一四年二月五日現在）。沖縄県のように、二名しかいないところもあるが、全国に「がん薬物療法専門医」はいる。専門医の所属病院も記されている。困ったら、こういう先生のところに行けばいいのだ。少し安心しました。

主治医と合わない場合は、どうするか？

私の術後の主治医は、執刀医のコウベエ先生です。コウベエ先生に手術結果の説明を受けた時に、すっかり元気をなくした話はすでにしました。でも、翌日には、医者の立場や言葉の真意を考えて生きる力を取り戻したことも話しました。

コウベエ先生の言葉は、かなりのパンチ力を持っています。コウベエ先生といい関係が築けるのでしょうか？　以下、コウベエ先生の診察室での様子を回数ごとに簡略に書いてみます。診察といっても、傷痕を見たり、触診があったりするわけではない。ただ、会話による指導だけです。だから、「言葉」が医者と患者をつなぐ重要なパイプになります。

一回目の診察―相談できない―

膵臓ガンの手術をして退院してから二週間目に、主治医になったコウベエ先生の一回目の診察があった。予約時間を三時間も過ぎて、ようやく私の番が回ってきた。診察室に入

ると、恰幅の良いコウベエ先生が聞いた、

「何か変わったことはありますか？」

「別にありません。」

コウベエ先生は、血液検査の結果を見ながら言った、

「ほら、腫瘍マーカーの数値が下がっているでしょう？」

私は「CA19－9」の数値を見た。「26」だ。上限値の「37」より確かに下がって異常なしの範囲に入ってはいる。けれど、術前のマーカーが異常を示し始める直前の検査結果の数値「29」に近いものだった。私は少しがっかりした。まだガン細胞が膵臓の組織に残っていて、再発も時間の問題のような気がしたからだ。

〝そうだ、リンパ球数は？〟シロウトだから、リンパ球数が高ければ、再発に打ち勝つ免疫力があるのではないかと考えたのだ。でも、「リンパ球」の数値は、検査結果表のどこにも出ていなかった。

「先生、リンパ球の数が知りたいのですが…。」

と私が言うと、先生は即座に言い放った、

「そんな数値、何の役にも立たん。数値なんておおよそ何の役にも立たないもんだ。」

「そうですか」と私は返事をしつつ、心の中では納得できずに反論していた。〝たった今、先生は腫瘍マーカーの数値が下がったと言って、数値を頼りにしていたではないですか。それなのに、数値なんて何の役にも立たないなんて、矛盾ですよ。リンパ球の数値は、免疫力の状態を知るためにはやっぱり役に立つ気がするんだけど…。〟

コウベエ先生は、「リンパ球数」が知りたいという私の希望など瞬く間に却下。

「薬は出しておきますから、飲んでください。」と、コウベエ先生。

「ああ、抗ガン剤治療の薬ですか？　副作用が怖いですね。」と私。

「副作用を気にするなんて、不幸なことだ。そんなことを気にしていたら、最良の治療が受けられないよ。」

そう言って、先生は上から目線で私を哀れんだ。私が副作用の怖さを訴えたのは、「副作用が起きたら相談してください。対処しますから、安心して抗ガン剤治療をしてみてください。」という言葉がほしくて言ったのだけれど、先生には受け付けてもらえない。私は、あきらめ、それから明るい声で言った、

「抗ガン剤治療は、しっかり受けます！」

〝ああ、外科手術は限りなくうまいのだけれど、患者にきちんと説明したり、患者の気持

ちをくみ取ったりすることが苦手な先生なんだなあ。〟

私は、診察室を出る前に、退院の時に言われた言葉を思い出して、おどけて言ってみた、

「先生、退院の時に、私に『一日一日を大切に生きなさい』なんておっしゃいましたね。ああ言われると、私、すぐ死ぬのかと思っちゃって落ち込んじゃいましたよ！」

コウベエ先生は、平然と答える、

「医者は真実を告げなくっちゃあいけない。」

〝ええっ、私の死期が近いのは真実なの！〟さらに落ち込むことを告げるのだ。コウベエ先生は、目に見えぬ敵を見据えるような目つきで付け加えた、

「甘いことばかり言う医者はダメだ。厳しいことをきちんと告げるのが、本当の医者だ。」

コウベエ先生に何を言っても、通じなかった。接点が持てないのだ。私は、がっかりして診察室を後にした。五分にも満たない診察だった。

コウベエ先生の出した処方箋を持って、病院の近くの薬局に行った。薬剤師が私に聞く、

「先生から薬の飲み方の説明は受けましたか？」

「いいえ。でも、退院の時にＴＳ―１は、二週間飲んで、一週間休みということだけは聞きました。」

薬剤師は私の答えを聞いているのかいないのか分からなかったけれど、薬を処方した主治医の名前を見て言った、

「ああ、この先生なら説明なしよね。患者さんがみんな『患者の言うことに全く耳を傾けてくれない』って、文句を言ってる先生ですから。有名な先生らしいけど、困るわね。」

薬局にまでコウベエ先生の評判は伝わっている。「男は黙ってサッポロビール」の先生だから説明が下手なのだ。

二、三日経ってから、私と同じくコウベエ先生に膵臓ガンの手術をしてもらった女友達と電話で話した。彼女は言った、

「術後の一回目の検診に行ったけれど、取り付く島がないのよね。でも、私、必死で、患部を見せて、『お腹の傷がまだふさがってない部分があるんですが…』って訴えたの。先生はちらっと見ただけで、『順調です』って言っておしまいだった。」

それから、彼女は付け足した、

「先生に何も言えないから、診察室に入ってから患者の出てくる時間の短いこと！」

「あら、そんなこと観察してたのね。それにしては、待ち時間が長すぎるわね。予約時間より三時間も遅くなるのよ。患者の詰め込みすぎね。三〇分に一〇人くらいの患者を診る

ことにしてるんじゃあない？」と私。

「ホントね。」

〟困ったなあ。先生には、何も聞けないし、相談なんて、とても出来そうもない。〟

二回目の診察―手立てを探る―

二回目の診察日。二週間抗ガン剤を飲み、そのあとの一週間の休薬期間が終わった直後の診察だ。

診察室に入ると、コウベエ先生は、一時間前に採取した血液検査の結果用紙を私に見せた。私は腫瘍マーカー「ＣＡ19―9」の数値がどこにあるのか、すぐには分からず独り言を言ってしまった、

「腫瘍マーカーは、どの欄に書いてあるんだっけなあ？」

すると、コウベエ先生は強い口調で言った、

「腫瘍マーカーの数値などあてになりません。そんなものにとらわれると落とし穴に落っこちますよ。マーカーの数値が低いから良いっていうわけではないんです。そんな数値、関係ないんですよ。」

私は、黙っていたが、心の中で思っていた、〃関係ないことないでしょう。私の膵臓ガンだって腫瘍マーカーで見つかったんですよ。先生だって、前回「腫瘍マーカーが下がっていますね」と言ったではないですか。〃

沈黙している私に、コウベエ先生の第二弾が飛んできた。

「あなたは思い込みが激しすぎる。」

「私、思い込み激しいですかねぇ？」

「すごいもんですよ！」とコウベエ先生が即座に答える。

「先生と同じくらい？」と私も返した。

コウベエ先生は一瞬ドキッとしたらしく口をつぐんだ。患者から返されるとは思ってもいなかったのだろう。私は、笑顔で冗談めかして言った、

「あら、ゴメンナサイ。先生とお話ししてると楽しいんで、つい冗談を言いました！」

コウベエ先生は苦笑いをしていた。〃コウベエ先生と話すのは、この手がいいのかなあ。言われっぱなしにしないで、二回に一回はソフトに返してみる。そしたら、コウベエ先生は打ち解けて、話しやすい雰囲気になるかしら？〃

私は、コウベエ先生となんとか意思疎通のできる回路を一生懸命模索していた。

三回目の診察—頭ごなしに叱られる—

二回目の抗ガン剤治療が終わった直後の診察。私は、診察室に入って、椅子に腰を掛けてから言った、

「風邪をひいたみたいなんですけど…。」

「どうしてそうやって自分で判断するんだ！　抗ガン剤の副作用かもしれないだろう！」

と、間髪を入れずコウベエ先生の言葉の箭《や》が飛んできた。

「ああ、そういうこともありますね。長年の経験から風邪の初期症状に似ているなあと思ったものですから。では、少々喉が痛くて、頭が痛いのですが…。」

私はそう言いなおした。「風邪」と自己診断したから叱られたらしいので、具体的な症状を言えばいいと思ったからだ。先生は、私の自己申告した症状をカルテに書き込んでいるらしく何も言わない。私は相談すべきことを記したメモ用紙を見てから、言った、

「一一月一五日にCT検査を入れていただいているようですが、前にも申し上げましたように、私、アレルギーで造影剤の注射ができないので、CTはうまく写らない傾向があるんですよ。今回は予約を入れていただいているので、CTを受けますが、そのあとは、MRI検査にしていただけますか？」

コウベエ先生の怒りどころにスイッチが入ったらしく、鋭い声で私に言った、

「人の専門分野に頭を突っ込むな。あなただってあなたの専門分野にシロウトから口を出されたら嫌だろう？　治療方針は専門家の医者が決めるんだから、黙って従っていればいいんだ。あんたみたいな人がなまかじりの知識で、ガンを再発させるんだ。私が言うことをハイハイと素直に聞いている人はみんな治っている。」

さらに、コウベエ先生は、私の手元にあるメモ用紙をちらっと見てから、言葉をつづけた、

「教育者と医療関係者がもっともタチの悪い患者だ。こういう人たちはそろって治る病気も治らなくする人間だ。なまじ医療の本なんかを読んだりして病気にばっかり気が向いているから、治りはしない。再発するんだ。再発して一番慌てるのもあんたのような人ね。もっと、有意義なことに時間を費やしている人は元気でぴんぴんだ。」

「はあ、すいません。」

と、とりあえず私は謝る。

「あんたは、自分のやるべきことをしっかりやってないから、そうやっていらんことを考えるんだ。」

「私、自分のやるべきことをちゃんとやってるつもりですけど。職場にも行ってますし。まだ足りないですかねぇ。」

「いや、やってない。足りてない。病気になる前にやっていた仕事量に比べれば、今の仕事量はやってないのに等しいはずだ。私の言うことをきちんと聞いて、仕事にエネルギーを振り向けていれば免疫力も高まって長生きするんだ。」

私は、これ以上叱られることはないので、思いきって言ってみた、

「先生、私、今回いただくお薬を最後にして抗ガン剤治療をやめようと思っています。」

先生は、目を見開き、今度は少しだけ患者サイドに立った顔つきになって言った、

「半年間、抗ガン剤治療をすれば治るっていうのに、そんなことをしてはいかん。今までの治療が何の役にも立たなくなる！」

「はい、もういいんです。ずっと抗ガン剤を飲み続ける人生を思ったら嫌になったんです。」

「あんたみたいな人が抗ガン剤をやめて、再発すると、一番慌てふためく人間だ！」

と、コウベエ先生は、再び繰り返した。

「私、最初から抗ガン剤嫌だったんです。そして三クールが終わったらやめようと思って

ました。」

「三クールじゃあない。一か月半しか飲んでないことになるだろう。みんな、副作用を乗り越えて抗ガン剤を飲み続けるんだ。あんたは、宝の山を捨てて行こうとしている。ホントに損をするタイプの人間だ。」

私は、黙って聞いていたが、ぽつりと言った、

「抗ガン剤を飲んでいると、なんかウツになってしまうんですよ。」

すると、コウベエ先生はまた声を荒らげた、

「あなたはいつも明るく演じているからウツになるんだ。もっと自分をいつも出していればいいんだ。演じたりするから、普段の自分がウツだってことに気づかないんだ！」

〝あ〜あ、頭おかしくなっちゃう。私をもともとウツということにして、抗ガン剤の副作用でウツになるのではないということが言いたいのかしら？〟私の頭の中は、めまぐるしく事態の収拾を図ろうと空転していた。コウベエ先生は、しきりに繰り返していた、

「そんなバカなことをするな。もったいない。損をする。」

これだけは、患者のことを少し思っている発言に思えた。私は、この日の最後のお願いを申し出た、

「病理検査の結果を書いた用紙をいただきたいんですけれど。大腸ガンの時はいただいていますので。」

すると、先生は、再び尖った声で追及した、

「何するんだ？　そんなもの見てシロウトが分かるわけがない。」

先生は、結局、病理検査の結果を書いた用紙を渡してくれなかった。病理検査の結果は、目の前にある先生のパソコンから引き出して印刷すればいいだけなのに。

コウベエ先生は、患者の方が何か発言することが耐えられないようであった。先生のおっしゃることを「さようごもっともで」と素直に従う患者しか、受け入れない。患者から意見や希望を言ったり、質問をしたりすることは、言語道断の行為で許せない。古いタイプのお医者様だった。患者の言うことに耳を傾け、適切なアドバイスをし、治療計画を患者と相談しながら立て、患者に元気を与えるお医者様には、コウベエ先生はなりそうもない。私は、コウベエ先生のもとを去る気持ちになってきた。

「ありがとうございます。いろいろ考えてみます。私のようなバカな患者にお付き合いいただき、時間をとらせてしまいまして、本当に申し訳ありません。」

私は、丁寧にお辞儀をして、診察室を出た。手術の腕はピカイチだったけれど、患者と

のコミュニケーション能力にはいささか難点があった。

考えてみると、外科の先生なのに、内科的な化学療法の分野で患者を指導しなければならないシステムそのものに改善の余地があるのではないか。外科手術が終わって、術後の化学療法に移ったら、主治医も腫瘍専門の内科の先生にバトンタッチするほうが適切なのではないか。きめの細かい内科的な指導が必要だからだ。一方、外科の先生には、手術などの外科本来の技術を専門的に駆使する業務に没頭してもらう。そのほうが合理的に思える。医療関係者にぜひとも検討していただきたい事柄です。

私は、病院を出て歩きながら考えた。コウベエ先生の手術を受けられたことには心から感謝している。でも、コウベエ先生の診察を受けると、私はいつもしょんぼりしてしまう。先生は、患者にきちんとした説明をしてくれないし、患者が何を言っても聞く耳を持たずに却下してしまう。のみならず、逆に患者を叱りつけてしまう。私は、残念ながら、コウベエ先生とは相性が悪いらしい。他に、主治医を探さなくてはなるまい。

四回目の診察―医師のもとを去る―

今回で、コウベエ先生の診察を最後にしようと思いつつ病院に行った。この日のコウベエ先生の組んでくれた検査予定は、ちょっとひどい。ＣＴ検査が九時三〇分に終わり、そのあと、超音波検査を受けなくてはならないけれど、その予約時間が一一時四〇分。その間、病院内で朝食抜きの空腹に耐えてじっと待つという、悲惨な検査予定なのだ。

オチョボ先生だと、予定を決める段階で、「この日は空いていますか？　ＣＴ検査を入れますけれど大丈夫ですね。」などと、患者に聞いてくれ、検査室の係員とも電話で空き状況を確認しながら検査予定を決めてくれる。だから、こんなに待ち時間の長い予定を組まない。どうしてもうまく予定が組めない時は、無駄な待ち時間のない別の日時にしてくれる。

コウベエ先生は患者に予定を聞くことはほとんどしない。また、検査室に問い合わせることもしない。一人でパソコン画面に出てくる検査の空き時間を見て決定し、患者には書いた紙を渡すだけ。患者は医者の言うとおりにするべきだと信じているから、患者を三時間近くも待たせても、何のその。その日の超音波検査が実際に始まったのは一二時二〇分だったから、私は病院のソファですきっ腹を抱えて三時間近くも待ったことになる。検査が終わっても、診察室からのお呼びがなかなかかからない。ようやく順番が来た。

診察室に入っていくと、コウベエ先生はご機嫌だった。

「ハハハ、早く来すぎたんじゃあないですかあ。」

ムカッとしたけれど、私は笑顔で答えた、

「CT検査が早い時間に予約されていたもので、早く来ました。そのあと超音波検査が入っていましたが、その間がずっと空いていて…。」

私は、もうコウベエ先生に分かってもらおうという気を失っていたので、そのまま黙って椅子に腰を掛けて、先生が超音波検査の映像を見ているのを眺めていた。コウベエ先生は、画像を見終わって言った、

「別に異常はないようですね。」

「あのう、血液検査の結果で、CEAの数値が基準値を超えているんですけど、…」

と私が心配なことを質問すると、コウベエ先生は答える、

「それは、関係ない数値でしょう?」

「私、大腸ガンをやっているんで、CEAの数値は関係があるんですけど。」

「それは、大腸ガンの先生に聞いてください。」

コウベエ先生は、自分には関係がないとばかりに答えた。膵臓なら自分の守備範囲だけど、それ以外は無関係ということらしい。〝もう少し、患者全体を見てほしいなあ。〟失望

したけれど、きちんと挨拶をして診察室を出ようとした。〝おっと、いけない、まだだ。コウベエ先生が、薬の処方箋と次の診察予定日をパソコンで打っている。〟私が今回は「抗ガン剤を飲まない」と言い張らずに、素直に先生の言うとおりにしたとみて、とても満足しているようであった。

「次回の診察は、一二月六日、大丈夫ですね。」

先生は自分の決めた診察日に来られるかどうかを、珍しく私に確認した。私は、力なく微笑んで頷き、早々に診察室を出ようとした。すると、コウベエ先生が目じりを下げて言うではないか。

「まあ、頑張って、いい学生を育ててください。」

〝ええっ、とってつけたような発言は、どうしちゃったの？〟あまりにもおとなしくなってしまった患者の異変に気づき、コウベエ先生としては最大限の世辞を言ったのかもしれない。多くの患者は、私のように、何も言わなくなって、あるいは逆に猛烈な異議申し立てを行なって、コウベエ先生のもとを去って行ったに違いない。

私は、家に帰ると、病院のストレスが一気に出て、暴力的な気分に襲われ、それから気持ちが落ち込んで、しくしくと泣いてしまった。なぜか、悲しい気持ちが泉のようにこみ上げてくる。

お世話になった主治医のもとを去るのは勇気がいる。でも、しっかりと時間をさいてあなたが納得できる別の医者を探しましょう！　ガンという病気は一回きりで終わる人は少なく、多くの人は再発したり、転移したりします。親身になって相談に乗ってくれる先生を本気で探さなくてはなりません。あなたに頑張る気を持たせ、的確な指針を示してくれる医者を探しましょう。

主治医の紹介を頼む時

コウベエ先生のもとを去るにしても、代わって診てくれる先生をどう探すのか？　T大学病院のガン相談支援センター「がん患者相談室」に相談して主治医を変えてもらう方法があります。でも、同じ病院ではコウベエ先生も不愉快だろうし、新たに私を引き受ける先生もやりにくいに違いない。

病院を変えるのが一番いい。でも、どこの病院のどの医師を選べばいいのか分からずに路頭に迷ってしまいそうだ。逐一自分の足で探しまわるのは、今の体力では無理だ。今回は、ちょくちょくお世話になっているセンザイ先生にまず相談してみよう。

私は、センザイ先生の人柄・考え方・幅広い知識に敬愛の念を抱き始めていました。そういうセンザイ先生の周りには優れた人材が集まっているに違いないと思えたのです。類は友を呼びますからね。

センザイ先生は、思い起こすと、いつでも適切で有益なサジェストを与えてくれました。膵臓ガンの兆候が出た時に、手術するかしないかで迷っている私の背中をバーンと押してくれた。「千載一遇のチャンスなのです。手術をお勧めします」と。迷っていた患者の心を医学的な見地から的確な方向に導いてくれた。

抗ガン剤の副作用を心配している時にも、サプリメントのフコイダンを飲んでもかまわないとサジェストしてくれたし、良い製品の選び方まで指南してくれた。抗ガン剤の効き目、やめ時、なども実に的確な指針を示してくれた。

そうそう、今までに書かなかったけれど、こんなこともあった。抗ガン剤治療を始めて一四日目に激しい腹痛で困ったことを話した時のこと。センザイ先生はきちんと腹痛の起こった理由を解説してくれた、

「腹痛は、おそらく大腸ガンの手術後、便が硬くなっている上に、腸の働きを止めてしまう抗ガン剤の作用が重なって、腸の蠕動《ぜんどう》運動が低下しているために起こったと思えますね。簡単に言えば、軽い腸閉塞状態を起こしてしまったんでしょうね。」

そういえば、あの時は周期的に腹痛に襲われていたし、吐き気も出てきて、腸閉塞に通じる症状があった。

センザイ先生は、今は先端医科学研究所の教授ですが、もともとは脳腫瘍の外科医だったので、臨床的なことにも通暁している。だから、医学的な解説は経験に裏付けられてお

り、説得力がある。先生は、そのあと、メールでも抗ガン剤治療に関するアドバイスをしてくれた、

「次の抗ガン剤治療が始まるまでに、腸の働きをよくしておかなくてはいけません。便を柔らかくしておく必要があります。その対策としては、①毎日、良質のオリーブ油（バリアーニオリーブオイル）をティースプーン一杯飲むこと、②ビフィズス菌入りのヨーグルトを毎朝食べること、③寝る前にお白湯を二〇〇ccほど飲むこと、です。」

むふふふ、③に、「お白湯《はくとう》」とある。「おゆ」や「さゆ」といった日常語ではなく、「お白湯」。なんと上品な響きのある専門語を使っていることか。医学の世界では普通に使う言葉なのだろう。そして、メールはこう続いた。

「子供に言うみたいで恐縮ですが、腹巻などをしてお腹を温めてください。それから、夜寝る前には決して冷たい飲み物を飲まないでください。お腹は冷やしてはいけません。」

キャハハハ。笑って読んでいるうちに、私はいつしか親に守られている子供のような気持ちになってきた。そして、気づいた。ここに医者の神髄があるのではないかということに。患者に、大きなものの懐に抱かれているような安心感を与えることができる医者！これこそ、多くの患者が求めている理想の医者なのだ。

センザイ先生に聞いてみよう、コウベエ先生の代わりに私の主治医になってくれる人がいるかどうかを。私は電話をし、コウベエ先生との今までの成り行きをかいつまんで話した。最後に私はこんなことを付け足した。

「その先生の診断を受けると、私、いつも元気がなくなっちゃうんですよ。だって、『教育者と医療関係者がもっともタチの悪い患者だ。こういう人たちはそろって治る病気も治らなくする人間だ』なんて言われちゃう。そうすると、がっくりして萎えちゃう。」

センザイ先生は、黙って聞いていましたが、「いい先生を紹介してあげます」と言ってくれた。ホッと胸をなでおろした。そのあと、センザイ先生は、まことにもっともな文面のメールをくれた。

「がっかりしないでください。どうか元気を出してください。闘う相手は人間ではなく、ガン細胞なのですから。」

いやいや、そうだった。私は目の前のコウベエ先生の発言と闘ってしまっていた。確かに「闘う相手は人間ではなく、ガン細胞」なのだ。センザイ先生は、大事なことに気づかせてくれる。そして、最後にいつも言ってくれる、「一緒にがんばりましょう！」と。患者の気持ちを鼓舞し、患者の伴走者になってくれているのです。

こういう温かく人間的な先生に、主治医の紹介を頼むのは、この上なく安心な方法です。誰かを紹介してほしいと思った時、必ず紹介者の人柄を思い起こしてください。人柄の優れた紹介者なら、同じように優れた人を紹介してもらえる確率が高いからです。

術後の主治医はこんな医師がいい

センザイ先生の紹介してくれた主治医は、K大学病院の消化器内科の腫瘍専門のサワヤカな若い男性医師でした。初診は、抗ガン剤の四コース目を始めてから七日目です。

サワヤカ先生は、笑顔で歯切れよく今までの抗ガン剤の服用状況や副作用についての質問をする。私の話に耳を傾け、てきぱきと話をすすめていく。そして、大きな目に笑みを浮かべて言った、

「抗ガン剤を、決められた期間、最後まできちんと飲んで完了させる人は、六〇%くらいなんですよ。四〇%の人は途中でやめますね。マイペースで気楽に飲んでもらえればいいんです。」

サワヤカ先生は、私に気楽に抗ガン剤治療を受け続けることを促した。さらに、先生は言葉を付け加えた、

「TS—1の効果としては、いいデータが上がってきていますよ。」

〝そうか、もう少し私も頑張って飲み続けてみるか。いよいよダメになったらやめればいい

いんだし。〃私は、抗ガン剤で食欲が落ち、腹痛も時々起こっていたので、抗ガン剤をやめたくて仕方がない時だったのに、サワヤカ先生の発言に、逆に服用を続ける気持ちが盛り上がってきたのです。多くの人が私と同じように抗ガン剤治療をつらがって脱落していく事実は、私を励まし、TS―1の効果の最新情報は、私のやる気を引き出したのです。

サワヤカ先生は、患者の心をつかむコツを心得ている！　恐らく何年もの間、ガン患者ばかりを診察しているうちに体得した要領に違いない。言葉によって、患者は、こんなに違う反応を起こすんですね。次回の診察は、四コース目の抗ガン剤治療が完了し、休薬期間が終わった直後に決め、初診終了。

＊

四コース目の抗ガン剤治療は、ことのほかつらかった。でも、サワヤカ先生の「マイペースで気楽に飲む」という言葉に支えられて、ともかく服用は完遂した。だが、休薬期間に入るやいなや、頭痛、鼻づまり、軽い咳など、風邪の症状が出、激しい下痢に見舞われてしまった。休薬期間はあっという間に過ぎ去り、サワヤカ先生の二回目の診察日がやってきてしまった。

先生は、私の下痢症状についての説明に耳を傾け、血液検査の結果を見ながら言った、

「総ビリルビンの数値も上がっていますね。下痢しているし、五コース目の抗ガン剤治療の開始は一週間延期しましょう。一週間経ったら、もう一回来てください。」

サワヤカ先生は、患者の体調をしっかり診て、抗ガン剤の投与を決めている。〃いいですね。すごく頼りになりそう。〃私は胸の内で喜んだ。

「ビリルビンというのは、肝臓の状態を示す数値なんですよ。高くなってるので、肝機能の障害が起こっているっていうことですね。」

先生の説明は実によく分かる。それから、先生は、真っ黒になって荒れている私の手の指や手のひらをじっと見て、保湿剤の軟膏も処方してくれた。

休薬期間が一週間延びてほっとしたのだけれど、今度は微量な鼻血が出始めた。勤めや雑用に追い立てられているうちに、一週間はあっという間に過ぎ去り、三回目の診察日になった。

＊

血液検査をすると、総ビリルビンの数値の他に、肝機能の障害が起こっていることを示すASTやALTの数値も上限値を超えて上昇していた。サワヤカ先生は、それらを見て慎重な声で言った、

「肝臓の数値が気になりますね。」

それから、私の手の荒れを見て、

「まだ荒れていますね。足はどんな具合ですか？」

私は急いで足の指や指の間の黒ずんだ皮膚、褐色に変色し黒い斑点の出ている足の裏を見せた。先生はじっと観察している。私は言った、

「歩くと、足が痛いんですよ。手も野菜なんかを洗う時にぬるま湯を使うと、ぴりぴりして痛いんです。でも、洗えないほどではないです。」

先生は、優しく患者をいたわるような目つきになって言った、

「副作用の典型的な手足症候群になっていますね。肝臓の状態も悪くなってきているし、もう一週間、五コース目の抗ガン剤治療の開始を延ばしましょう。中程度の薬の副作用が出ている印象です。つらかったはずです。」

「つらかったはずです」という言葉で、私は涙がこぼれそうになった。患者は、自分の苦しさを理解してもらえたと感じることで、かぎりなく癒され涙が出そうになるのです。

さらに、先生は、にこにこしながら、言った、

「『抗ガン剤の休日』を楽しんでくださいね。専門的には『ｃｈｅｍｏ－ｈｏｌｉｄａｙ』

なあんて、呼んでいますけどね。」

『ローマの休日』ばりに、『抗ガン剤の休日』！　私も、笑顔になった。こうして休薬期間がもう一週間延びた。患者の症状をじっと観察してから下してくれる先生の診断は、とても信用できる。〝ありがたいなあ、いい先生に出会えて。〟私は、サワヤカ先生を紹介してくれたセンザイ先生にも感謝した。

与えられた一週間の休薬期間を、私は満喫した。抗ガン剤を飲まないと、こんなにも晴れやかな気持ちになれるのかと思うほど、潑溂《はつらつ》とした気分を味わった。しかし、それもつかの間、二日のちには、精神状態までやられていることに気づいた。

とてもつまらないことに、いちいち無性に腹が立ってハリネズミのように全身針を逆立てているような攻撃的な気分に襲われるのだ。人が傍にいたら、殴りかかってしまいそうな危うい精神状態になっている。抗ガン剤治療のさなかに自殺をする人がいるのも納得できる。胸が締めつけられるような苦しさを味わう人がいるのもよく分かる。抗ガン剤は身体だけではなく、心もむしばんでくるものらしい。私は、ともかく早々とベッドにもぐり込んで、襲ってくるイライラ感をもてあましつつ、気分を和らげる音楽を聴いて、逆立っている心のトゲを撫でつける努力をした。

それでも、合計三週間の休薬期間で、私は随分持ち直した。

＊

四回目の診察日には、肝臓の数値も改善し、手足症候群の状態も軽くなっていた。精神もシャキッと立ち直っていた。サワヤカ先生は、血液検査の数値を見ながら、

「五コース目の抗ガン剤治療を始めましょう。今度は抗ガン剤の量を一段階減らしてみます。今まで一日一〇〇ミリグラムの服用でしたが、八〇ミリグラムにします。二〇ミリの錠剤を朝二錠、夜二錠、飲むことにします。」

患者に合わせて、きめ細かい投薬をしてくれる。抗ガン剤の服用量は、体表面積に比例して決められるけれど、痩せ型の私を見て、服用量を減らしてくれたのかもしれない。

それから、サワヤカ先生は、T大学病院から取り寄せてくれたデータのコピーを私にすべて手渡してくれ、病理検査の結果も、実に分かりやすく説明してくれた。私は、初めて自分の病状を正確に理解した。

五コース目の抗ガン剤治療は、服用して五日目あたりから食欲がなくなったけれど、腹痛・鼻血などの副作用はさほど強くは出なかった。抗ガン剤の量を減らしてもらったせいかもしれない。

＊

年が明けて、五コース目の抗ガン剤治療が完了し、サワヤカ先生の五回目の診察日が来た。血液検査の結果も良好だった。六コース目の抗ガン剤治療に突入することにした。

「半年間の抗ガン剤治療はいけそうですね。」と先生。

「はい、大丈夫だと思います。」と私。

あんなに抗ガン剤治療をやめたがっていた私が、積極的に決められた期限まで抗ガン剤治療をがんばると言い出した。自分でも驚くべき変化だった。万一、重い副作用が出たとしても、サワヤカ先生ならすぐに対応してくれるという安心感があるからつづけられるのだ。

サワヤカ先生は、調べてみると、日本臨床腫瘍学会の認定する「がん薬物療法専門医」でした。抗ガン剤治療のエキスパート。いい治療をするはずです。

術後の主治医を選んでいいような状況が生じていたら、外科医ではなく、内科の腫瘍専門医を選んでください。サワヤカ先生のように、患者との意思疎通をしっかりと図り、患者の体調をよく見極め、患者に合わせた投薬をし、患者に自分の正確な病状把握を促すような説明をしてくれる先生がいます！

Ⅲ 比較・共通のこと

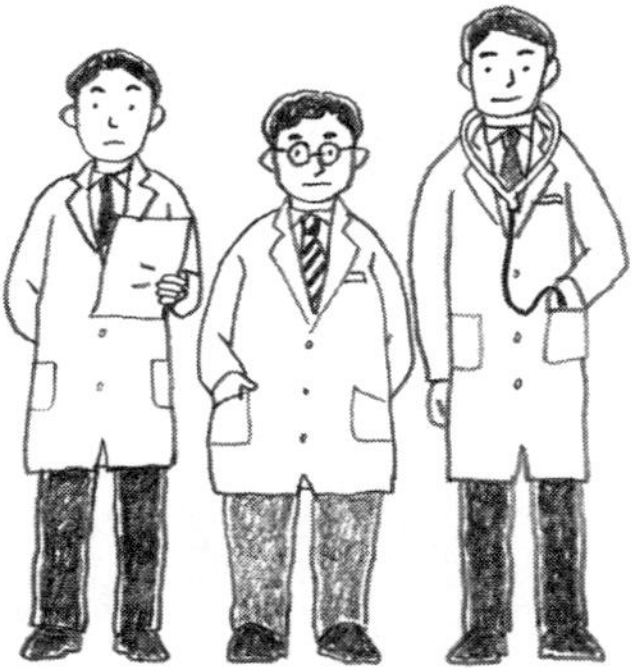

大腸ガン・膵臓ガンの
入院手術の時の体験をもとに、
両者を比較してみた章です。

経験豊かな麻酔科医か？

手術を成功させるためになくてはならない麻酔で、時々事故が起こっています。私が膵臓ガンで入院している時に、ずっと昔に教えた学生が見舞いに来てくれました。もう立派なオバサンに成長していました。

彼女が言った、

「私、肺ガンで入院したんですが、手術の前の麻酔で死にそうになったんです！」

「えっ!?」と私は思わず声を上げてしまった。

「新米の女の人が恐る恐る麻酔を打っているので、私が『大丈夫よ』なんて、その人を励ましてるぐらいだったんですが、実はその麻酔がうまくいってなかったんです。そんなの知らないから、突然起こされたので、もう手術が終わったんだって思ったら、麻酔の失敗で顔がぱんぱんに腫れ上がっていました。

そして、『今日は手術ができませんから』って言われて、家に一度帰されたんです。麻酔の失敗って本当に怖いです。二度目に入院した時は、さすがにベテランらしい男の先生が麻酔を担当してくれました。」

「何処の病院？」と私。

「KE病院です。」

平素から、病院情報を取るように心がけておくと、いざという時に役立ちます。彼女が言うように、怖いのは、経験不足の医師に麻酔を担当された時です。ベテラン麻酔科医などが経験不足の麻酔科医の傍にいて監督してくれていれば問題ないのですが、今どき麻酔科医は不足状態。だから、麻酔事故が起こる。帝王切開の時に経験の浅い麻酔医に静脈麻酔をされて、妊婦が死亡した事故もありましたね。赤ちゃんにも障害が残った、なんとも痛ましい事故です。

手術には、経験豊かな麻酔科医に担当してもらわなくてはならない。といっても、経験豊富かどうかなどは、患者側からは見極めがつかない。どうしたらいいのか？　常勤の麻酔科医のいる病院にすれば、安全はかなり担保されます。そういう病院は、ネットで検索すれば一覧表になっていますので、ぜひとも参考になさってください。[*16] T大学病院には、常勤する麻酔科医がたくさんいますので、その点は安心でした。

麻酔科医は、患者の手術中ずっとそばにいて手術を成功に導く重要なキーパーソン。経験を積んでいなければ、ミスが起きます。さらに、手術中には患者の全身管理や危機管理をしっかりと行なうのが役目であるという意識を持っていなければ、事故につながる。まして、別の患者の掛け持ちなどをすると、事故が発生しやすい。ちゃんとした病院なら、手術する患者には、必ず専属の麻酔科医がついてくれるはずです。手術前日に、担当麻酔科医があなたの病室に現れたら、それは常勤麻酔科医のいる病院です。

さてさて、実際に麻酔をされると、いずれも標準以上の腕前であっても、やっぱり上手下手があります。私の場合は、膵臓ガンの手術の時の麻酔の方が、大腸ガンの手術時の麻酔よりも快適でした。

まず、大腸ガンの手術の時には、手術前日に大柄の女性担当麻酔科医が、私の病室に現れ、麻酔の仕方を要点をかいつまんで説明してくれた。

「最初に硬膜外麻酔をし、それから全身麻酔をします。」

オオガラ先生は、さらに、硬膜外麻酔と全身麻酔の特徴をそれぞれ大づかみに説明してくれた。細かいことは気にしないタイプの女性に見えた。

〝なんだか、気前よく多めに麻酔薬を打たれそうだなあ。〟

いよいよ手術の日。八時二〇分に看護師さんが迎えに来た。手術室に入ると、名前を聞かれ、手術部位を言わされた。手術部位を本人に言わせるのは、患者の取り違えを防ぐいい方法だなどと感心していると、威勢のいいオオガラ先生が大声で言った、「はい、硬膜外麻酔をします。右側を下にして私に背を向けてください。」

素直に言うとおりに体を動かす。

「背中を丸くして。力を抜いて丸くなるんです。そうそう。針を刺しますから、少しだけちくっとします。決して動かないでください。」

うまく針が入ったらしく、ほとんど痛みを感じなかった。私は、その後何も覚えていなかった。誰に手術をされたのかも、分からなかった。揺り起こされて、「はい、終わりましたよ。」と言われたけれど、私はまた眠ってしまった。

目覚めると、私は自分の病室にいる！　持参した前開きのパジャマに着替えさせられている！　手術室に入った時のパジャマではないから、誰かが着替えさせてくれたのだ。自分の部屋に戻ってからも大分長い時間眠りこけていたことになる。やっぱり、オオガラ先生は麻酔薬を気前よく少々多めにサービスしてくれたらしい。そのあと、私は麻酔薬の副作用で、吐き気に襲われ続けた。これが、大腸ガンの手術時の麻酔。

次は膵臓ガンの時の麻酔の状況です。担当麻酔科医が手術の前日にやってきました。宝塚歌劇団の男役のようなすらりとした美人先生です。夜の一〇時ごろ私の病室にやってきて、大腸ガンの手術時と同じように、硬膜外麻酔をしてから、全身麻酔をするという説明をしてくれた。ここからあとがオオガラ先生とは違っていた。タカラヅカ先生は、いろいろなことを私に聞く、

「薬でアレルギーの起こるものはありませんか？」

「前の麻酔で困ったことはありませんか？」

私は大腸ガンの手術の時、ものすごく吐き気をもよおしたことを強調して伝えた。タカラヅカ先生はそれをしっかりメモ用紙に書き留めていた。

手術の日。タカラヅカ先生が凜々しい手術着姿で私に麻酔をかけていった。私は、あっという間に眠くなり、手術が終わるまで全く何も知らなかった。でも、手術が終わって起こされると、きちんと目覚めたので、麻酔の量が適量であったと感じた。しかも、吐き気がなく、実に気持ちのいい目覚めだった。〝あら、どうしてかしら？〟

翌日、その原因が分かりました。タカラヅカ先生が私の病室にやってきて、聞き取り調査をしてくれた時のことです。

「麻酔は、どうだった？」と、先生。

「今回はとても快適な状態で覚醒しました。吐き気ゼロで、さわやかでした！」

そう答えると、タカラヅカ先生は笑顔になって言った、

「吐き気止めを麻酔薬にたくさん混ぜておいたからよかったのね。手術中も吐き気止めを様子を見ながら増やしたりしていたのよ。」

〝そうか、ちゃんと考えて麻酔薬の配合をしてくれていたんだぁ。麻酔医にきちんと前回の麻酔時に起こった症状を告げることはとても大事なことなのね。〟

タカラヅカ先生は、手術中も患者の状態を見ながら、患者に伴走してきめ細かい対応をしてくれていたのです。麻酔の量も適切だったので、手術完了とともに目覚めた。覚醒時の気分もスカッと爽やか。患者に熱心なまなざしをそそいでいる麻酔科医の麻酔は、やっぱり一味違うのです。

治療を受けたい医療チーム

患者から見て、治療を受けたいと思う医療チームは、どんなチームでしょうか？　第一に、チームメンバーの医師たちの医療技術が優れていること。当然ですね。第二に患者によく状況説明をしてくれるチームであること。第三に患者が何でも言えるオープンなチームであること。第四に患者に生きる力を与えてくれるチームであること。

大腸ガンの手術の時は、オチョボ先生の率いるチームが面倒を見てくれ、膵臓ガンの手術の時はコウベエ先生の率いるチームが担当してくれました。どちらのチームも第一の条件はクリアしているチームでしたが、第二以下の条件に関してはオチョボ先生のチームの方が優れていました。

患者によく状況説明をする

胃の内視鏡検査がオチョボ先生のチームでも、コウベエ先生のチームでも行なわれました。オチョボ先生のチームの胃の内視鏡検査は、いろんな場面で説明をしてくれます。

検査を始める時には、のんびりと大きな声で検査に当たる先生が言った、

「はい、リラックスして。」

直径八ミリくらいの管を見せて、「これを入れます。」

「何分くらいで終わりますか？」

私は耐える時間を確認したくて聞いた。

「二十分くらいみてください。」

管が喉から侵入してくる。オエーッと思わず最初に大声を発してしまった。それから、管が胃の入り口にさしかかったあたりで、もう一発オエーッ。看護師さんが背中をさすってくれる。こういう時の看護師さんの手は本当に温かく優しく感じられる。

管は胃の中に無事入っていった。鼻で息をすると、ズーズーとすごい音がする。〝ああ、呼吸は鼻よりも口の方がいい。喉が大きく開くために苦しさも減るし。〟

「はい、ここが小腸の入り口ですね。」

画像にきれいに映し出されていた。

「では、管を抜いていきますよ。」

やれやれ、思っていたよりずっと早い。

「初めてなのに、うまくできました。」

看護師さんが褒めてくれる。

「山口さん、胃に異常はありません。」

先生はにこやかに報告してくれた。管を出し入れする時の合図、映像の説明、簡単な所見、などを患者にきちんと説明してくれる。患者は安心して検査が受けられます。

コウベエ先生のチームの時は、こんな具合。

「喉の麻酔をもう一回やっておきましょう。」

検査に当たる先生が、喉に麻酔薬を追加散布する。続いて管をぐいぐいと入れる。ほとんど説明はなく、管をずんずん胃の中に移動させる。痛さに耐える涙が頬を伝わり落ちる。

「炎症がありますので、ちょっと細胞をとっておきましょう。」

ごしごしと胃壁がこすりとられ、ぐいぐいと管が喉から引き抜かれて完了。顔中、涙でぐっしょり濡れていた。検査の進行を示す説明がないので、患者はいつこのつらい検査が終わるのか、不安な精神状態に置かれてしまう。

他の検査でも、コウベエ先生のチームは、患者に事情説明をほとんどしない。たとえば、超音波の検査の時のこと。午前中に検査をしてくれることになっていたので、朝食抜きで検査を待っていた。しかし、待てど暮らせど、呼び出しが来ない。病室で待たされっぱなし。看護師さんにいつ検査をしてくれるのかを聞いてもらっても、分からないとの返事。「何時ごろ検査ができますから、少しお待ちください。」とか、「外来患者がたくさんいますので、あと一時間くらいお待たせするかもしれません。」と説明してくれれば、患者は待てる。事情説明が全くなく、ただひたすら待たされる。

午後の二時過ぎにようやく検査をしてくれた。それだけ患者を待たせても、担当の先生は、患者に何の説明もしないし、詫びるでもない。患者は待って当然だという感じなのだ。「お待たせしました。疲れたでしょう？」の一言で、患者の心はぐっと和むのです。患者への目配りの利いた説明は、患者に治療を受けたいと思わせます。

患者が何でも言える

オチョボ先生のチームの回診は、後に手術がひかえている日と手術のない日とは、リラックス度が違っていました。手術のある日は、チームの先生方の間には緊張感がみなぎり、テキパキと回診をすませますが、手術のない日は、患者とたわいのない会話を展開します。患者にとっては、たわいのない会話こそ、先生方に親近感をおぼえる機会なのです。オチヨボ先生のチームの回診はこんなふうです。

お腹の状況を診ている切り絵のうまい先生に、私は言う。

「あら、先生、髪を短くしましたね。」

「そうなんですよ。やっと。忙しくて髪も切りに行けなかったんですよ。」とキリエ先生。

見渡すと、もう一人の朴訥な印象の先生も髪を切っている。

「まあ、先生も髪をさっぱりなさったんですね。」と私。ボクトツ先生は笑顔で頷いている。すると、キリエ先生と一緒に私のお腹を診ていた別の若い先生が口をはさんだ。

「僕も、前髪を切ったんですよ。」

確かに、その先生の前髪は、僅かに短くなっている。先生は誰も聞かないのに、続けて言う、

「嫁に切ってもらったんですよ。」

「あら、仲良しですね。奥さんに切ってもらったんなら、奥さんにちゃんとお礼をした？」

「お礼はしないけど、僕が嫁の髪を切ってあげたんですよ。」

「出た！ 困るんだよ、新婚だから。ラブラブなんですよ。」

キリエ先生は新婚ホヤホヤの先生を指さして、口を尖らせている。大きな仕事が終わったりすると、先生たちは一斉に散髪したりするらしい。

私は「新婚」という言葉を聞いて思い出し、キリエ先生に言った、

「そういえば、先生は今コンカツしてるんですって？」

「えっ、どうして知ってるの？」

「ナースステーションで『僕、今コンカツしてる』ってみんなに打ち明けてるって看護師さんが言ってましたもん。先生は、現在の状況をみんなしゃべっちゃうからとっても面白いって、看護師さんたちに人気よ。」

「でも、まだ三回っきゃ、コンカツしてないんですよ！」

「あら少なすぎ。二〇回、三〇回ってしなくっちゃね。」

私は長男のことを思い浮かべて答える。先生たちは、みんな私の息子くらいの年齢なのだ。と、突然、お腹の傷を観察していたホヤホヤ先生が笑いながら、もっともらしい顔つきで言った、

「やや、腸閉塞かもしれないなあ。」

「ホントだ、腸閉塞かもな。」

キリエ先生も相槌を打つ。冗談を言って私を脅しているに違いない。私はくすくす笑った。後ろでオチョボ先生の代わりに監督していたダンディ先生がふと不安げに私に聞いた。

「ガスは出ますね？」

「はい、出ます。」

ガスが出ていれば、腸閉塞にはなっていない。ダンディ先生は、彼らが冗談を言っているのだと納得して笑顔になった。こんなたわいもない冗談を患者とかわしながら回診していくので、患者が何でも言える雰囲気ができていく。患者は、先生方に親近感を覚え、信頼感がはぐくまれていく。

患者に生きる力を与える

信頼関係があるので、逆に先生方が患者のシャバ世界で発揮している能力を借りることもある。たとえば、私はシャバで教師をしているから、学生の論文指導をしたり、論文の文章を添削することが多い。これが役に立ってキリエ先生の研究発表のサジェスト係になったことがある。

キリエ先生は、廊下で出会った私に訴える。

「大変なんですよ。研究発表をしなくっちゃならないんですよ。」

「どんな研究テーマなんですか?」

キリエ先生は手に持っているプリントを開いて、私に見せながら言う、

「ありふれたテーマなんですけどね、…」

タイトルを見ると、三行にもわたる恐ろしく長い論文名で、一見何の発表か分からない。

私はつい学生指導のくせが出てしまい、そのノリで言った、

「先生、こんな長いタイトルで、皆がすぐに分かると思います? 一番大切なところをタイトルにしてあとは副題にまわしたら、どうかしら? おそらく『クローン病の特殊例』が大切なんですよね。それをタイトルにして、ホニャララホニャララっていうこの長い修飾文を副題にまわす。そうすると、分かりやすくなると思うわ。」

「なるほどね。じゃあ、この文章はどうでしょうかね?」

キリエ先生は、発表する論文内容を書いた文章を見せてくれた。とてもすぐに頭に入るとは思えない長い文をつなげた文章だった。

「先生ね、一文には一つのことしか言っちゃあいけないの。それが鉄則。『クローン病はさまざまな現れ方をする。』それで一文。その後に一つずつ、その現れ方を一文で書いて

いく。そうすると、すごく分かりやすい文章になるわ。」

「そうか、一文で一つのことしか言わないか。なるほどねぇ。」

「それから、先生、話し言葉で、『ならびに』なんて硬い言葉を普通使います？　使いませんよね。研究発表は、話し言葉なんだから、いっそのこと、原稿なんて見ないで、この写真を映し出して、自分の話し言葉で説明した方がずっと説得力が出ますよ。」

私は、具体的に文を短く切って発表形式でやって見せた。キリエ先生は素直にいちいち頷いていた。もともと頭脳明晰だから、あっという間に口頭発表の仕方を飲み込んだ。

「いいなあ、文章まで直してもらって。」

キリエ先生の傍に立っていた新顔の先生が横から口を挟む。それから二日のちに、シンガオ先生が回診に来た時に私に報告してくれた。

「この間の『クローン病の特殊例』の発表は素晴らしかったですよ。大成功ですね。あんなに教えてもらってたしね。」

ボクトツ先生もキリエ先生の発表を褒めていたから、うまくいったのだろう。私は、自分のことのようにうれしく、得意な気持ちであった。自分がまだ人の役に立てるということを実感できたことが私をこのうえなく元気にしてくれた。

オチョボ先生のチームの医師たちは、年輩患者に会社の社長がいたら、部下の掌握方法などを尋ね、患者に証券マンがいたら、証券の買い方のノウハウを聞いたりしているであろう。そして、それぞれの患者を得意がらせ、生きている価値を悟らせ、患者に元気を与えているに違いない。オチョボ先生の医療チームは、患者に生きる力を与える方法を暗黙のうちに心得ているようなチームだった。

患者が、担当してほしいと思う医療チームは、医療技術があることはもちろん、患者への目配りの利いた説明をし、患者が何でも言えるオープンな雰囲気を持ち、患者の能力を発揮させて生きる力を与えるチームなのです。

頼りになる看護師とは？

看護師さんの手は、魔法の手。どんなに体がつらくても、看護師さんがそっと温かい手を体に置いてくれると、心が和み癒されます。そんな看護師さんとは友好関係を築いておくのが一番です。あまり愛想のない看護師さんでも、患者がにこにこ顔で話しかけると、笑顔が伝染し、笑顔の答えが返ってきます。でも、なかには一筋縄ではいかないひねくれ看護師さんもいます。そういう看護師さんに対する対処法は、次の節で取り上げます。ここでは、患者から見た時の頼りになる看護師さんとはどんな人かという話です。

T大学病院では看護師さんも、チームになっていて、数人で一チームをつくって、決まった患者のケアをします。膵臓ガンの入院手術の時には、素敵な看護師さんたちに恵まれました。世話をしてくれたのは、そろって働き者のチームでした。なかでも、私が感心したのは、Tさんです。

看護師歴五年というのだけれど、実に勘がよく、ベテランと言っても良い域に達していた。点滴を落とすタイミングは、調節に手間取る看護師さんが多いのだけれど、Tさんは、短時間点滴液とにらめっこすると、さっと調節していく。

「上手に調節しますね。」

と言うと、Tさんは笑いながら答える、

「体内時計でやっています。ほんとの時計を見ながらやると、ダメなんですよ。」

勘がいい証拠ですね。

機転も利くので、とても頼りになる。少しずつ入れていた硬膜外麻酔の細い管が術後三日目にぷっつりと切れてしまった。もう硬膜外麻酔は使えない。硬膜外麻酔が切れたとたんに、一六センチに及ぶ切り傷に激痛が走った。足がぶるぶる震えだすほどの痛みだった。いかに硬膜外麻酔に助けられて痛みがなかったかを思い知った。

「痛っ」と私がその場にしゃがみこむと、Tさんがすばやく痛み止めの点滴を始めてくれた。最初は早く落ちるようにセットしてくれた。痛みは眠らせることによって防ぐことになっているらしく、私は強烈な眠気に襲われ、寝てしまった。目覚めると、Tさんが点滴の速度を緩めていったらしく、ゆっくりと点滴されていた。なんと手落ちのない処理であったことか。

また、Tさんは知識も豊かな看護師さんだ。

「この痛み止めの点滴っていつまでもしていて、大丈夫？」

と、私は聞いてみた。麻酔の一種に違いないので、長くやるのはよくないのではないかと不安に駆られたのだ。

「ああ、大丈夫ですよ。マックスの量が決まっているので、そこまでは大丈夫です。」

なあるほど。私は胸をなでおろした。胸からお腹にかけての切り傷は、急速によくなってきているらしく、二日のちには痛み止めの点滴を止めることができた。

また、私が便秘になってしまった時のこと。アローゼンという緩下剤が処方された。私は、早く効いた方がいいと思い、薬を手渡されたとたんに飲んだ。正午だった。夕方から腹痛が起こり、トイレで冷や汗をかき、夜には何回もトイレに行った。翌日Tさんが来て言った、

「アローゼンを飲んだのが記録で見ると、昼だったので、まずいって思ったんですよ。あれは、効くのに九時間かかりますから、夜寝る時が最適なんですよ。」

〝そうかあ。知識のあるTさんに聞けばよかったなあ。〟

さらに、Tさんは処理能力が極めて高かった。私は、術後三日目の夕方から高熱を出した。みるみる三八度八分。Tさんは「寒いですか？」と聞き、私が「足ががくがくするほ

ど寒い」と答えると、別の看護師が私にあてがわせていた氷枕をとってしまい、布団を一枚余計にかぶせて暖かくした。汗をかかせることによって、体温を下げようとしていることが分かった。誠に理にかなっており、私は一晩のうちに熱が下がっていった。

また、点滴台には点滴の管が複数下がっているために、管が絡まりやすい。私の点滴台にも三種類の点滴液が下がり、下の方にはドレーンが下がっている。それらの管は点滴台を引っ張って歩くたびに複雑に絡まってしまう。Tさんはそれらのねじれを実に素早く直してくれる。

「すごいね、たちどころに点滴台がすっきりする！」

私が彼女を褒めると、彼女は言った、

「私は看護師になりたくてなったんです。これくらいは、当たり前で…」

なるほど、気合が違う。彼女はそれから現在かかえている悩み事を打ち明けた。

「看護師になりたくてなったわけではない人が最近はとても多く、私が仕事のことで、ちょっと注意すると、泣いたり、師長さんに訴えたりするんですよ。仕事を覚えてもらわなくっちゃ困るんですけど、私、教えるのが下手なのかもしれないんですよ。」

「そんなことないわ。Tさんの説明はすごく分かりやすい。いつも、どうしてそうするのかという理由をつけて説明してくれるからよ。だから、あとは、注意するときの言い方を少しだけソフトにしたりするとかすればいいんだと思うの。」

Tさんは、少しうれしそうな笑顔になった。看護師さんたちも悩みを抱えて仕事をしている。

もう一人、同じチームのAさんも、看護師歴一一年。黙々と着実に看護師の仕事をこなしている。Aさんとは夜中に大笑いをしたことがある。彼女は、ものすごく驚く癖があった。

夜の見回りに来たAさんは、私の部屋の入り口を開けると、ハッと息をのみ、片足を上げたまま姿勢が固まった。私が、入り口のすぐそばにあるトイレにドアを開けたまま入って、お尻を突き立てていたからだ。私は検査のための尿を取る必要があった。

Aさんの片足を上げたまま、のけぞって固まった姿を思い出して、私は笑い出した。彼女もくつくつ笑い出した。傷痕は笑うと痛むのだけれど、そんなこと言っていられないほど、おかしかった。Aさんは笑いながら言った、

「私は思い込みが激しくて、夜は患者さんは寝ているものだと思っちゃうんですね。だから、患者さんがベッドの上に座っていて、『考える人』の姿勢をしていたりすると、飛び

上がっちゃう。」

「それから、どんな時びっくりする？」

「寝ていると信じていた患者さんの目が開いていて、宙をにらんでいる時！」

私たちは、さらに笑った。入院中に笑えるなんて、いいことだ。笑いをもたらしてくれたAさんに感謝。

看護師さんは、入院中の患者にとっては快適に過ごせるかどうかの鍵になる大事な存在。勘がよくて、機転が利き、知識があって適切な処置を迅速に行なってくれる看護師さんが一番頼りになる。そして、時に笑いをもたらしてくれるおまけつきだと、なお良い。

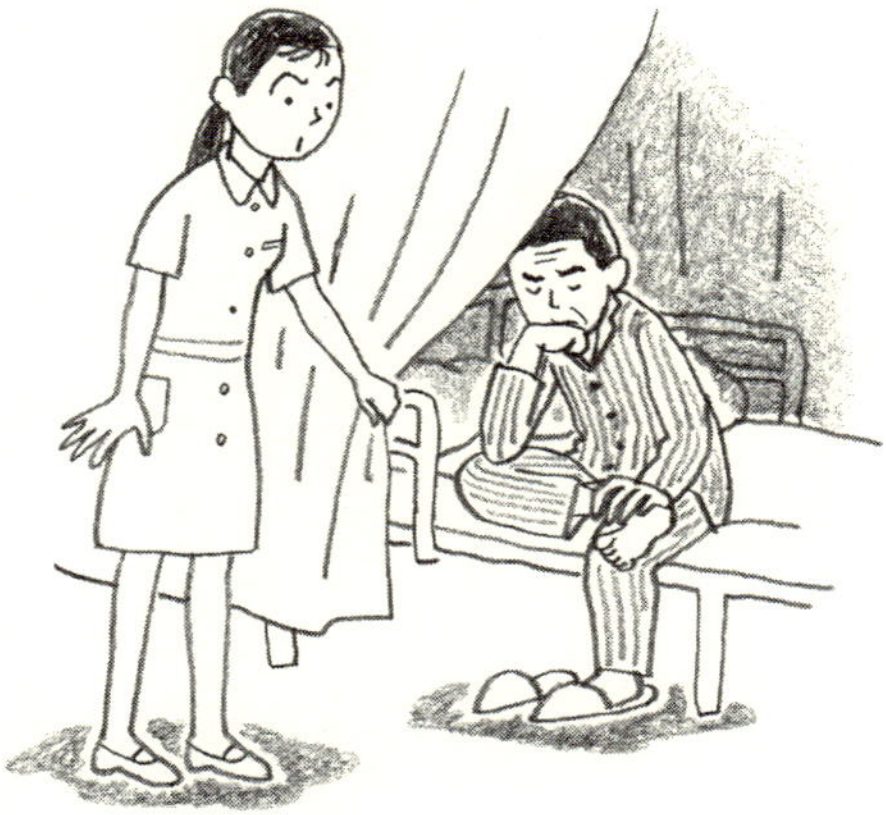

いじわる看護師対処法

入院生活は、看護師さんが頼り。だから、看護師さんの良し悪しで入院生活が快適になったり、不愉快になったりします。不運にも、いじわるな看護師に当たってしまった場合、患者の方が大抵は我慢して過ごします。でも、考えてみたら、きちんと料金を払って入院しているのです。適切なサービスを受ける権利があるわけです。

大腸ガン手術の時、親切な看護師さんたちの中に、どうしようもなくいじわるな看護師さんがいました。なんと、その看護師さんが、私の主な担当看護師になってしまったのです。

最初は、愛想よくやってきて、挨拶をした、

「私が山口さんの担当看護師のNです。よろしくお願いします。」

ところが、そのうちに本性発揮で、不愉快な看護師にヘンシ〜ン。私が、手術室から病室に戻り、夕方になった時のこと。私は、猛烈な吐き気に襲われた。ナースコールで看護師のNさんを呼んで訴えた、

「吐きたいんですけど…。」

するとNさんは、強い声で言いきった、

「吐くものなんか何もないんです！ 鼻から吐きたいものは出しているんですから、吐きたいわけがありません！」

そして、Nさんは何もせずにすたすたと病室から出て行った。私は、Nさんの背中を腹だたしい気持ちで見送った。怒りの気持ちが体中に充満してしまった。私は、夜勤の看護師に代わるのをじっと待った。夜勤の看護師に吐き気を訴えると、彼女はすぐに吐くための器を顔の横に置いてくれた。ゲーッ。何も出ない。吐きたい。ゲーッ。その繰り返しだった。一晩中、私は吐き気に苦しんだ。そのうちに胃が痛くなった。何も出ないのに、吐き気で胃に負担がかかったのだ。

朝になった。まだ吐き気は去っていなかった。傷もうずいて痛かった。

「傷が痛い時はこれを押してください。すると、痛みが減りますから。」

そう言われたのを思い出して、手元ににぎらされているものを押した。首筋にすっと冷たい物が入った気がした。〝ああ、硬膜外麻酔の時に使ったものをそのまま残しておいて、痛み止めにするのか。〟そう考えたとたんに、さらに猛烈な吐き気が襲ってきた。痛みは減らずに、それを押すと、ひたすら吐き気だけが強くなった。〝なんじゃ、これは。〟私は、吐き気が硬膜外麻酔によって助長されていることを悟った。

翌日の日中の担当看護師は、またまた例のいじわる看護師だった。〝どうせ吐き気を訴えたって、「吐きたいわけがありません」と一蹴するに決まっている。早く、夜勤の看護師に代わらないかなあ。〟私は、彼女に「スパルタ」とあだ名をつけて、憂さを晴らした。

夜勤の看護師に代わった。

「あのう、この硬膜外麻酔を押すと、吐き気だけが来るんですけど。」

夜勤の看護師は、優しい人だった。笑顔を浮かべて穏やかな口調で言った、

「じゃあ、硬膜外麻酔ではなくて、点滴の痛み止めに変えてみましょうか。先生に相談してきます。」

私は彼女に「観音様二号」とひそかにあだ名をつけた。最初の晩に親切に面倒を見てくれた看護師さんが「観音様一号」。「観音様二号」は、しばらくしてやってきて、点滴の痛み止めに変えてくれた。背中に刺さっている硬膜外麻酔はいざという時のために、そのまま残したけれど、液が出ないようにしてくれた。それでも、相変わらず吐き気は去らなかった。私は、手術そのものの傷ではなく、麻酔の副作用に苦しんだ。まる二日、吐き気に

悩まされたけれど、時間が解決してくれた。

術後三日目になると、吐き気が去って、今度は切り口の痛みが気になり始めた。おまけに咳が出始めた。咳をすると、腹筋を使うので、腸管の縫い目もお腹を切った傷口もすべて咳に連動して動いた。夜の八時になっており、私の担当は、問題のいじわる看護師になっていた。仕方がないので、彼女に聞いた、

「咳止めはありますか？」

「咳止めなんてありません。」

にべもない返事がかえってきた。私はあきらめずに食い下がった、

「点滴で咳止めってないんですか？」

いじわる看護師は先生に聞いてくると言って出て行った。しばらくすると、

「これを飲んでください」

と、錠剤の咳止めを差し出した。〝ちょっと待てよ、錠剤は飲めないのではないか。私は、手術後、まだ一滴も水を口にしていない。オチョボ先生から「水を飲んでいい」という許可がおりていなかった。そんな時に、水で薬を飲んでいいのだろうか？〟私は、いじわる看護師に聞いても無駄なことが分かっているので、自分の判断で錠剤の薬を飲むのを

やめた。〝咳を止める方法はないかなあ。もしかしたら、この部屋は乾燥しすぎなのかもしれない。マスクに水をつけて湿り気を与えてみたら咳が止まるかもしれない。〟案の定、そうしてみたら、徐々に咳が収まった。

私は、日に日に回復していった。どうやら、入院中は、このいじわる看護師とずっと付き合わないといけない運命にあるらしい。だったら、対策を立てなくては。いじわる看護師は、二日休みの後出勤し、また、私の昼間の担当看護師になった。私は、彼女を見た途端に言った、

「わたし、Nさんのこと、『スパルタちゃん』ってあだ名をつけたの。」

彼女はぎょっとした顔をしたけれど、すぐに言い返した、

「えっ、やだ、そんなあだ名！」

「でも、事実でしょ！　吐き気を訴えても、『吐くものなんか何もないんです！』って却下。患者の甘え心をピシッとやって、甘えを取るのよね。甘えを取るのって、病気を早くよくする秘訣かもね。あれは、Nさん以外にはできないわ。そういうスパルタ看護師さんも大事よ。」と私。

「えっ、でも、ひどい看護師に聞こえるじゃあないですか。」

「いいじゃあない。そういう看護師さんがいると、いいものよ。皆が優しくっちゃ、病気も治らない。」

彼女は不承不承認めたようだ。

「あのう、そのほかどんなあだ名の看護師がいるんですか？」

「観音様一、二、三、四。四人までいるの。」

「えーっ、私、観音様の方になりたいんだけど。」

「むりむり、いいの、Nさんは『スパルタちゃん』で存在価値があるんだから。」

それから、彼女の態度が変わった。術後、五日目に私は発熱し、夕方から熱がぐんぐん上がり始めて、わずか二〇分間で三八度になってしまった。スパルタちゃんに訴えると、

「山口さん、熱は想定内だから。」

とあっさり片付けつつも、氷枕を用意してくれた。前と違っている。以前だったら、「想定内だから」と言って、何もせずに去って行ったであろう。

夜勤の「観音様二号」に代わると、「解熱剤」の点滴もしてくれた。翌朝までに熱は三七度になって、そのまま五日目が終わった。氷枕は、六日目には返すことができた。

スパルタちゃんは、それから私のところによく来てしゃべり、私がどんな仕事をしてい

るのかを聞いた。

「大学で日本語の歴史や日本語の特質なんかを学生に教えているのよ。」と私。

「日本語の文章なんかも教える？」

「そういう授業も持っているわよ。どうして？」

「私、文章が下手なんだけど、どうしたらうまくなるかと思って。」

文章って、多くの人が悩む事柄なんですね。医療チームのキリエ先生も文章で困っていましたから。私は、キリエ先生に話したようなことをゆっくり丁寧に説明した。スパルタちゃんは頷きながら聞き、納得顔で帰って行った。

いじわる看護師も、自分のしていることに気づかされると、態度が改まる。看護師もストレスをためて仕事をしているのですが、患者が看護師のストレスのはけ口になる必要はないのです。いじわるを防ぐ方法を講じましょう。同じ入院なら、不愉快な思いはしたくはないものです。打つ手がないと感じたら、看護師長さんに相談してみるのも一つの手です。

患者同士のコミュニケーション

入院中の人々と話をすると、深い共感を覚え、心が癒されます。病人同士だと滅入るんじゃあないかとお思いの方もいらっしゃるでしょう。でも、実際は逆です。相手を思いやっているうちに、それがいつしか自分の励みになって、癒されているのです。入院時に三人の人と親しくなりました。大腸ガンで入院手術時に二人、膵臓ガンで入院手術時に一人。

一人目は、四〇代と思える男性です。病院の廊下を点滴台につかまって今にも前に倒れそうになって、歩く練習をしている。つらそうに時々腹を押さえて歩いている。

二、三日経つと、その人は、点滴台など一切身につけず、普通の人と同じく溌溂とした顔で本を読んでいる。〝えっ、同じ人?〟入院患者の特徴は、二、三日で状況が急変していることです。

「ずいぶん元気になられましたね。」

と私は声をかけた。彼も、点滴台を引っ張って廊下を歩いている私の顔を覚えていたらしく、笑顔で答えた、

「おかげさまで。歩く運動をするのなら、廊下よりも外来センターへ行く通路の方がいいですよ。長くて歩きやすい。」

翌日、教えてもらった場所に点滴台を引っ張って歩く練習に行くと、彼が身軽にすたすたと歩いていた。骨格の立派な体つきでスポーツ万能に見える。

「すばらしい体格ですね。病気に思えないわ。どこが悪くて手術なさったんですか？」

と、私は彼に聞いた。

「ぼくは、クローン病なんですよ。原因は分からないんですけどね。腸管にものすごくたくさんの膿瘍ができちゃうんですよ。」

私は、クローン病の人に初めて実際に出会ったので、聞いてみた。

「どういう症状が現れるんですか？」

「お酒を飲んでいる時にものすごく腹痛がして。ものすごい下痢もあって。それで、手術が必要になってしたんですけど。」

「なんかすごくつらそうに歩いてらっしゃったから心配しちゃいましたよ。」

「ああ、手術の直後のことですね。吐き気に悩まされましてね。」

「私も、同じです。」

「あの手渡されているカテーテルみたいな器具を押すと、腸の痛みが取れるとか言うんですけど、あれを押すと、吐き気だけが来るんですよ。」

「同じでした。」

私たちは、麻酔の副作用の吐き気に苦しんだ人間だけが分かる、深い共感で心が結ばれた。

「僕は病院から離れちゃいけないらしい。定期的に通って診てもらうようにしないと、苦しんじゃうから。」

彼も、結構面倒な病気と一生付き合わなくてはならないらしい。彼は、それから二日して退院していった。「頑張ってください。」という言葉を私に言い残して。

もう一人、仲良くなった患者がいます。私が点滴台を引っ張って廊下を歩くと、よく出会うおじさんです。固太りで、お腹もでっぷりとせり出している。落ち着いて品格が備わっており、会社の社長を経験してきたような風貌であった。廊下ですれ違うたびに、私はにこっと笑って会釈をする。五回目くらいに、私はおじさんに声をかけた、

「頑張って運動をしてらっしゃいますね。」

病院では、廊下や階段を歩くのが、運動なのだ。おじさんは頑丈そうな歯を見せて笑い、

私に言った、

「あなたが手術から帰ってきた時、蠟《ろう》人形のようなあなたを見ましたよ。心配しましたよ。そしたら、翌日点滴台を引っ張ってからからと廊下を歩いている姿をお見かけしたので、ああ、大丈夫だったんだって、安心しましたよ。」

「あら、あの世に行っちゃうんじゃあないかって思ったんですね！　生きてますよ！」

私は、けらけら笑った。おじさんは打ち解けたらしく、悩みをふと打ち明けた、

「あなたはいいですね、もう手術が終わったんですから。羨ましいですよ。私は、まだ手術をしてないんですよ。あさって手術なんですけど、まだ迷ってるんですよ。」

「何を？」

「手術をした方がいいのか、しない方がいいのかって。」

「えっ、手術するために入院なさったんではないんですか？」

「まあ、そうなんですけど。先生に手術するのかしないのかよく考えなさいって言われているんですよ。私は脂肪が多いし、すでに腹部大動脈瘤で一〇年前に手術もしているから、手術する場合には、すごく大変な手術になるかも知れないと言われていて…。ここに一〇年前の手術で入れた管が入ってるんですよ。」

と胃の横のあたりを手で指し示した。

「ところで、何ガンですか？」

「胃ガンです。全摘ですって。」

でも、放置してもよくなる見通しはないように思えたので、言った、

「やっぱり手術をなさった方がいいのかもしれませんよ。私の友達で胃の全摘手術をした方がいますが、最初は大変だったけど、今はもうビールも飲んでいらっしゃいますよ。」

「そうですか…。」

おじさんは考え込んでいた。手術をする前にたくさんの合併症を説明されるので、患者はだんだん手術が怖くなる。私も、執刀医を全面的に信頼していたけれど、どんな予期せぬ事態が起こるかも知れず、手術の日が怖かった。でも、私の手術はうまくいき、たったの五〇ccの出血で無事終了した。合併症は何も起こらなかった。この病院の医者の腕は信じられる。

「きっと大丈夫。」

私は、おじさんの背中をバンとたたいて励ました。おじさんのみっちりと肉のついた体は、びくともしなかった。

「そうだといいんですけどね。」

おじさんの不安そうな表情は消え去らなかった。おじさんの手術の日が来た。私はうまくいくように祈っていた。なのに、いくら待ってもおじさんは手術室から戻ってこなかった。

「手術がうまくいかなかったのかしら?」

私は心配しながら、眠りについた。翌日もおじさんの戻った形跡はない。三日目、おじさんの部屋に人のいる気配がする。私は点滴台を引っ張って、おじさんの部屋をノックした。おじさんが返事をした。部屋には、比較的元気そうなおじさんがベッドの上に起き上がっていた。

「わあ、よかった。戻ってらっしゃったんですね。すごく心配しちゃった。」

「ありがとう。ICU(集中治療室)に入ってたんですよ。喉がからからに渇きましたよ。

隣の女性はずっと唸っていましたよ。苦しそうだった。」

他人を気遣う余裕があったんだから、おじさんは健在だ。

「全摘しちゃいましたか?」

「いや、三分の一残してくれました。」

「あら、よかったですね。」

翌日からおじさんが点滴台を引っ張って廊下を歩く姿が見られた。おじさんは、私を見つけて訴える、

「昼はなんとか過ごせるのだけれど、夜の苦しさつらさがこたえます。切れ切れの眠りの中で、もうダメかもしれないと不安感にさいなまれて……。」

私の退院が近づくと、おじさんは綺麗な文字で書いた手紙をくれた。自分は八四歳であること（もっとずっと若く見える）。七七歳の妻と二人暮らしであること。長男・次男はそれぞれ独立して所帯を持っていること。夫婦で介護施設に入ろうと思っていること。八七歳になるお兄さんは、最近肝臓ガンの二回目の手術を受けていること。だから、お兄さんには自分のために病院に見舞いに来ないように言ってあること。それでも、お兄さんから昨日こんな歌の書いてある手紙を受け取っ

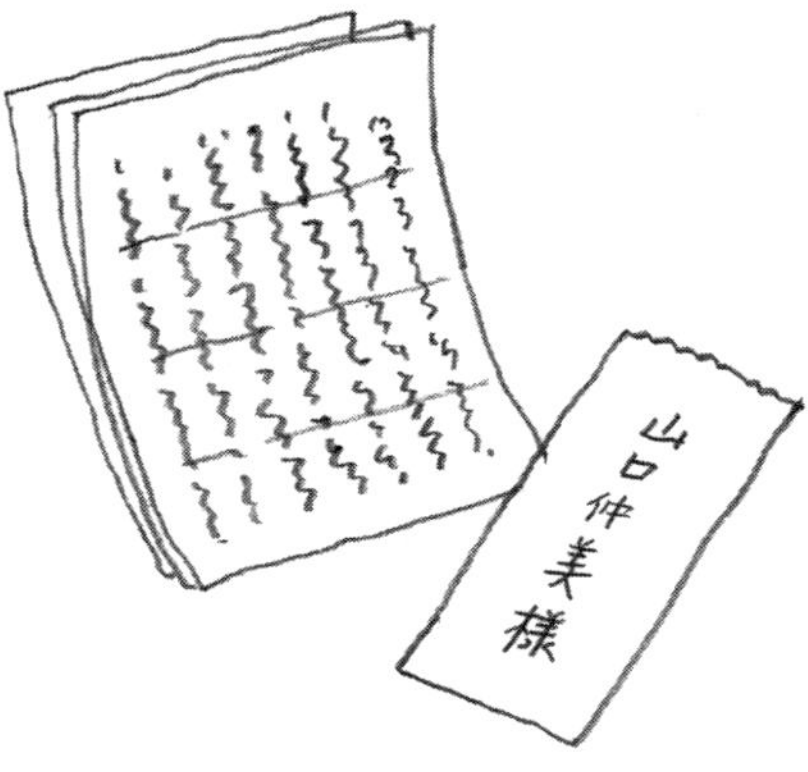

たこと。

「最終の　息する時まで　生きむかな　生きたしと人は　思ふべきなり」

窪田空穂の最晩年の歌だ。〝おじさん、がんばれ！〟気弱になっているおじさんを応援しているうちに、いつしか自分もしっかり生きなくっちゃという前向きの気持ちになっていった。〝生きたしと人は思ふべきなり〟なのです。

三人目は、膵臓ガンで入院していた時、私の直後に同じ膵臓ガンで手術した女性です。年のころも私とほぼ同じくらい。病院の廊下でばったり出会った時に、手術で切除した部分を話し合ったのがきっかけでした。

「多分、切除したのは膵頭部だと思う。」

と、彼女は言った。おっとりした人なので、明確には把握していないようでした。でも、二人とも、退院してから、抗ガン剤治療を受けなくてはならない状況は同じでした。彼女は言いました、

「こんな膵臓ガンになって、いつまで生きられるんだろうね？」

「……」

とっさに私は答えられませんでした。二人の間には重い沈黙が流れていました。私は低

く粘り強い声で言いました、

「頑張ろうよ。」

彼女も、かすかに首を縦に振りました。

ガンについての知識を身につける

考えてみると、私はガンがなぜ発症するのか、どういう病気なのかをよく分かっているわけではなかった。相手をよく知らなければ、打つ手がないではないか。

そもそも、ガンはなぜ発症するのか？　ガンの発生メカニズムを探ってゆくと、壮大な生き物誕生の歴史まで感じさせられ、私はなんだか楽しくなってしまった。たった一個の細胞が六〇兆個という、気の遠くなるような数の細胞を分裂によってつくり出して、人間という生命体をつくる。あなたの体も、私の体も六〇兆個の細胞からできているんですね。

この六〇兆個の細胞のうちの一％は、毎日新陳代謝で入れ替わっている。古い細胞が死に、新しい細胞に入れ替わり、生命を維持しているわけです。一％に当たる六〇〇〇億個の細胞が入れ替わる時に、正常細胞の形とは違った異型細胞が生まれてしまう。この異型細胞が、ガン細胞です。大量につくる工業生産品に必ず出てしまう規格外のロス商品に、ガン細胞は似ています。一日に三〇〇〇個から五〇〇〇個くらいのロスになるガン細胞が生まれてしまう。

健康な人なら、生まれてきたガン細胞をリンパ球の働き（免疫力）で除去して、事なきを得る。でも、免疫力が弱まっていたら？　ガン細胞を除去し損ねてしまい、ガン細胞が勢いづいてせっせと分裂増殖を繰り返して、「しこり」をつくってしまう。固形ガンの誕生です。この「しこり」が見つかって、私たちは「ガンができた」と言って慌てるわけです。私にできた大腸ガン、膵臓ガンは、いずれも固形ガンです。そのほか、肺ガン、乳ガン、胃ガン、肝臓ガン、子宮ガンなど、臓器に塊となって発症するガンが固形ガンです。白血病や悪性リンパ腫のように「しこり」をつくらないガンもありますが、発症してくるメカニズムは同じ。だから、ガンは、免疫力の低下によって、規格外の異型細胞の増殖を許してしまったことによる病気です。

私は、こんな基本的なことも実はしっかり押さえていなかったことに気づきました。ただある日大腸ガンが発見され、医者の言うとおりに手術をし、もう治ったと思って飛び回っていたのです。

ガンは早期発見なら大丈夫、なんてことはないことも知りました。私はこの点を間違えていました。一〇ミリの大きさのガンなら、すでにガン細胞の数は約一〇億個。ガン細胞が血管やリンパ管に近いところにあると、そこから毎日一〇〇万個から三〇〇万個のガン細胞が血液やリンパ液に乗って全身に放出されているのです。一〇〇万個の単位で、ガン細胞が全身に散らばっていくんですよ！

最初の私の大腸ガンは早期発見といっても、「しこり」は二九ミリに成長していました。単純に計算すれば、ガン細胞は毎日三〇〇万個くらい血液に乗ってすでに全身に流れていたのです。そんなことも知らずに、手術をしたから、「もう治った」と思い込み、油断をしていました。早期発見だから、ガンを退治できたと思い込んでいたのです。リンパ節転移がなかったので、ガンはとりきれたという説明をうのみにしていた愚か者だったのです。血流に乗って他の臓器に転移する血行性転移の恐ろしさを知らなかったのです。

次に発症した膵臓ガンは、二〇ミリ以内で初期ガンに分類されるかもしれませんが、このくらいのガンならもう毎日三〇〇万個のガン細胞を全身にばらまいています。ガンのステージが低いか高いかは、ガン細胞の広がり方の程度の違いにすぎません。ステージが低くても、悪性度の強いガン細胞であれば再発・転移をします。早期ガンでも、油断をしないようにしましょう。

最近、ガンにかかわる重要な新事実が明らかにされ、一般にも知らされました。ガン細胞には、普通のガン細胞のほかにガン「幹細胞」があるという事実です。普通のガン細胞は抗ガン剤や放射線などで死滅し、新しい組織を形成する力を持っていないのですが、ガン幹細胞は、抗ガン剤や放射線にも反応せずに体内に生き残り、再びガン組織を形成する力を持っているというのです。一度消えたように見えたガンが再発するのは、ガン幹細胞が生き残っており、再びガン組織を形成したからなんですね。だから、ガン幹細胞を攻撃してやっつけない限り、ガンの転移・再発は防げないのです。

ＮＨＫ・Ｅテレの番組「サイエンスＺＥＲＯ」やＮＨＫの番組「クローズアップ現代」で、こうしたガン幹細胞の発見とその性質などが放映されていました。そこでは、さらに、大腸ガンなどのガン幹細胞を眠らせてしまい、悪さをしなくなる薬として、リウマチ治療に使われている「スルファサラジン」が有望視され、治験が行なわれていることも報じられました。ガン幹細胞を無力化する薬を見つけ治験をしている人物として登場したのが、なんとセンザイ先生だった！　考えてみれば、センザイ先生は先端医科学研究にたずさわっているのだから、こういう番組に登場していても驚く必要はないのだが、やっぱり目を丸くしてしまった。

私は、テレビを見た後、すぐにセンザイ先生にメールで、問い合わせてみた。「私の膵臓ガンのガン幹細胞を無力化する薬も、『スルファサラジン』でいいのですか？」と。すると、残念ながら、膵臓ガンの「幹細胞」の場合はまだよく分かっていないとのこと。けれども、新たな薬剤が今後見つけ出される可能性はあるとのこと。そして、電話でも丁寧に教えてくれた、

「ガン細胞は、きわめて不均一な性質を持った細胞の集団なのです。それがガンの治療をしにくくしている原因なんですね。」

なるほど。均一な細胞であれば、一つの薬でやっつけられるのに、不均一だから、その薬が全く効かないガン細胞もいるわけだ。〝ガン細胞って、規格にはずれたロス商品が、それぞれ別の顔つきをしているのとなんか似ている。〟

さてさて、現時点で私ができることは何か？　①まず、抗ガン剤治療で、手術で取り残したガン細胞を除去しておくこと。②自分の免疫力を高める努力をすること。ガン細胞やガン幹細胞をやっつけるリンパ球が気持ちよく働いてくれる体内環境をつくってあげることだ。年をとると、リンパ球も衰え、その攻撃力が減じているので、運動などで体温を上げ、体質改善を図ることである。そして、③ガン幹細胞の力を奪ってくれるかもしれない治療薬が登場したら、それを試してみることも視野に入れておこう。もし、新たな薬剤が副作用のきわめて少ないものだったら、私たちはあまり苦しまないですむかもしれない。

ガン発症のメカニズムやその性質が分かってくると、私は次第に落ち着いてきました。努力をすべきことがはっきりしてきたからです。

体にいいことをする

私は、いままで論文を書いたり、読んだりする作業が多く、ほとんど座業でした。これがいけない。もう少し体を動かさなくては。

まず、毎日四〇分散歩をしよう。我が家の近くには大きな公園があり、池も二つある。二つの池の周りを散歩すると、ちょうど四〇分くらいになる。真っ赤に色づいた楓《かえで》の木々、黄金色の銀杏《いちょう》の大木を見上げ、空から舞い落ちる木々の葉っぱを踏みしめながら、散歩する。時には、夕焼け空が池面に照り映え、水鳥のシルエットが幻想的に映る池を見ながら、歩く。きっといい治療になるはずだ。

それから、パワープレートに乗って体に振動を与えることにしよう。パワープレートは、ハッパ先生の自慢の健康器具。ハッパ先生は、パワープレートの威力を次のように述べ立て、ど迫力で私に迫ってきます。

「これを使うと、加速度振動によって細胞内の生命体であるミトコンドリアが活性化するのよ。ミトコンドリアを活性化させるために必要な酸素を、いかなる健康器具よりも効率的に細胞に届けるのが、パワープレートなの。パワープレートは筋肉の九七%を振動させるから、抜群の酸素運搬率を誇るというわけよ。」

私が、〝ホンマかいな〟なんて思って生煮えの返事をしていると、さらに付け足します、

「大学の研究グループがパワープレートがなぜ、いろんな病気を治すのかを研究してくれているけれど、加速度運動にオンとオフがあるので、これが効くのよ。オフが普通のマシーンにはない。でも、パワープレートにはある。だから、鼠八匹で実験したんだけれど、パワープレートに乗せると、鼠の骨が太く丈夫になってたのね。こういうデータが着々と上がってきている。『魔法のマシーン』と言ってくれているわよ。ハハハハハ。」

ハッパ先生は、大声で豪快に笑う。私も、ある程度の効果を実感しているので、パワープレートを買って自宅に備えた。効果を感じたのは、一六センチに及ぶお腹の切り傷が小山のように前の方にせり出していたのが、平らになったことだった。術後、切り傷の部分は横から見ると、乳房の高さよりはやや低いけれど、でっぱって山のようになっていた。撫でてもさすっても、平らになってくれる気配は全くない。まあ、そのうち傷が治れば平らになるかもと、「いつか」に期待して半ばあきらめていた。ところが、パワープレートに乗って、踵を上げてお尻を上げておへそのあたりをすっと上に持ち上げて、顎を引く姿

勢で振動を受けると、少しずつ平らになり始めたではないか。自分の目を疑ったが、何度見ても、乳房の高さよりもはるかに低くなっている。いいかもしれない。確信した時です。また、振動を加える器具なので、抗ガン剤で吐き気のある時などダメに決まっていると思いつつ、ためしに乗ってみると、逆に気分がすっきりする。理屈は分からないのだけど、気分がよくなるんだから、効果はあると感じたのです。

ハッパ先生は、毎日私に電話をしてくる。

「パワープレートに乗ってる？　騙されたと思って乗りなさい。絶対健康になるから。」

四〇年来の友達である私をなんとか健康にしようと思っているハッパ先生の熱意が伝わってくる。私は、病気になって、本当にいろんな人に助けられていた。

ある時、ハッパ先生はとても興奮して電話をしてきて、大声で言った、

「いい、落ち着いて聞きなさい！」

「私、十分落ち着いていますよ。落ち着いてないのは、先生の方よ。」と私。

「ああ、そうか。だって、すごいニュースだから、興奮しちゃったのよ。あんたにとってすごくいいニュース。あのね、パワープレートは、ガン細胞を取り込んで異分裂を抑制する効果があることが分かったのよ。これから大学教授が研究論文として発表するから、こ

れ以上言えないけど、ガンに効果があるってことだけ伝えておくわね。」

ハッパ先生の声は、喜びに満ちていた。パワープレートという健康器具がようやく日の目を見そうな形勢になってきたのですから。ハッパ先生は、この健康器具が優れものであることを信じて、日本で唯一の販売店になり、ちっとも売れなくても販売権を死守していたのだ。ハッパ先生にもいい風が吹きそうだ。

散歩とパワープレートが日課としての運動メニューだけれど、このほか買い物・掃除などできるだけ体を動かす生活を実践することにしました。ガンは長い間、自分自身が不摂生をしたせいで生じた生活習慣病です。もちろん遺伝子の要素もあるけれど、そうした遺伝子の発現を許した生活習慣に大きな原因があるわけです。それを素直に反省し、体の味方になることを積極的に行なっていく。体が喜ぶことをしてあげるのです。

また、風呂の温度も下げました。私は熱い湯が大好きで、四三度くらいが好みなのです。でも、佐藤義之さんの『今からでも遅くないガン対策[*17]』を読んでやめました。熱い湯はガン細胞と闘ってくれるリンパ球を減少させてしまうからです。お風呂の温度は、佐藤先生ご推薦の三九度から四〇度に下げました。そしてじっくりゆっくり入ることを心がけています。根がせっかちなので、トータル一八分くらいしか湯船につかっていられませんが、前より進歩です。

また、体が酸性に傾かないように、一日に一回ですが、赤のジュースと青のジュースをつくって、それぞれコップ一杯ずつ飲んでいます。

毎日の積み重ねが体を徐々に健康にしてくれる、そう信じて今日も体にいいと思えることをしています。

なお、一六センチの切り傷も、毎日ハッパ先生にもらったクリームを塗っていたわっていたら、今は一本の細い薄紫色の筋がすうっと上下に走っているだけになりました。お見せできないのが残念です！

覚悟を決めて明るく生きる

人の余命なんて、実は誰にも分からない。医者が言う余命は、あくまで確率の問題。術後、どんな生活をしたかによって、余命は変わる。江戸時代の貝原益軒も『養生訓』*18で述べているではありませんか。

「病をうれひて益なし。ただ、慎むに益あり（病気をくよくよ悩んでも無駄なことだ。それよりも、養生し治すためにエネルギーを注ぎなさい）。」

その通りです。私もいつまでも膵臓ガンの再発を気に病んだりしないで、養生することに専念し、人生を楽しもう。そう決意すると、とても明るくなりました。

今まで気づかなかったことに目が行くようになりました。なんと、自分の家の近くに天然温泉があったのです。電車で広告を見ていましたが、自分に関係のないことだと思って見過ごしていたんですね。電車に乗れば家から二〇分で到着。水着を持って行ってみました。

バーデプールで水の中を歩き回り、それから温泉に合計四〇分もつかりました。若くて美しいボディを持っている人もたくさんいましたが、足の悪い人、私のように大きな手術痕のある人もいます。久しぶりに人間の裸の姿を見て、解放感を味わいました。

屋外には、大きな岩風呂が二つもあり、女性たちが裸のまま行き来をしています。周りの樹木に癒され、青空を見上げている人もいます。それらの裸体は、セザンヌの『女性大水浴図』の女性たちのように、官能の匂いの全くない、さわやかそのものです。

〝そういえば、私って、温泉などに来て副交感神経が優位になる生活を全くしてこなかったわ。長い間、仕事に追われ交感神経優位の生活をしてきてしまったなあ。〟木々の間から漏れる日の光を浴び、私は「麦とろ定食」をとって、ゆっくりと食べました。抗ガン剤で気分はよくないのですが、全部平らげました。くつろぐことのできた時間です。この温泉の平日会員になりました。〝これからもしばしばやって来ることにしよう。〟

温泉は、探してみると、自分の家からすぐに行けるところに五つもあります。どれにも、そのうち行くことにしました。温泉は体温を上げてくれるし、何よりも自分に一番不足しているリラックス効果を与えてくれます。それは、結果的に免疫力を高めてくれます。

そうだ、ハイキングもいいではないか。あの有名な高尾山は久しく登っていないけれど、一人で登っても楽しめる山だ。もと勤めていた女子大学の新入生歓迎の催し物としての山歩きコースだった。高尾山の頂上からすそ野までの道を、女子大学の新入生が埋める楽しい行事だった。青梅には、御岳山があるし、八王子には陣馬山もある。いずれも、そんなに高くないし、友達を誘ってハイキングに行ってみよう。

ネットで調べてみると、私の住んでいる地区の人が形成している山サークルもある。それに入ってもいいかもしれない。早速そのサークルの記念行事の講演会があったので、出かけてみた。講演者は、もと警察の山岳救助隊副隊長。山登りのために体を鍛えよ、下着は高くても速乾性のあるものを購入せよ、山についての知識を身につけよ、事故は下りにさしかかる昼下がりに起こる。なるほどなあ。私は興味深く講演を聞きました。

私は、明るい気分になり、病気のことを忘れてしまいました。仕事中心の生活から、楽しみ中心の生活にシフトし

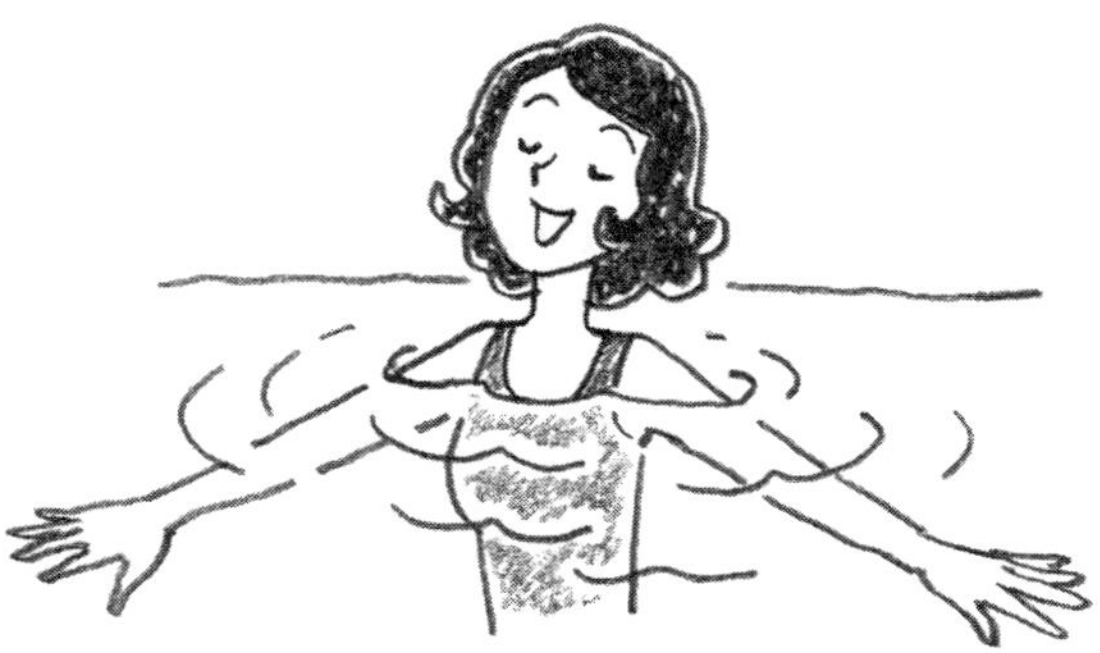

ていくこと、これが、明るく生きる極意のような気がします。〝長い間、ごくろうさま。〟私は、自分の体に向かってお礼を言い、感謝しました。そして、自分にできる仕事を続けながら、美しい人生の残照を存分に味わうことにしました。